Sylvia Gadomski, Bodo Koch

Medizinische Proben und Abfälle

Richtig klassifizieren, kennzeichnen, verpacken und transportieren

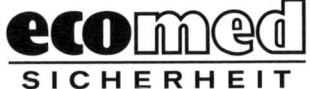

Bibliografische Informationen der Deutschen Nationalbibliothek

Die Deutsche Nationalbibliothek verzeichnet diese Publikation in der Deutschen Nationalbibliografie; detaillierte bibliografische Daten sind im Internet über <http://dnb.d-nb.de> abrufbar.

Bei der Herstellung des Werkes haben wir uns zukunftsbewusst für umweltverträgliche und wiederverwertbare Materialien entschieden. Der Inhalt ist auf elementar chlorfreiem Papier gedruckt.

ISBN 978-3-609-69476-4

E-Mail: kundenservice@ecomed-storck.de
Telefon: 089/2183-7922
Telefax: 089/2183-7620

© 2021 ecomed SICHERHEIT, ecomed-Storck GmbH, Landsberg am Lech

www.ecomed-storck.de

Druck: Printed in Germany

Vorwort

Täglich werden tausende Proben transportiert, die als infektiös anzusehen sind.

Beim Umgang sind sich die Mitarbeiter der Kliniken, Labore und Arztpraxen des Ansteckungsrisikos dank ihrer Ausbildung und Alltagsroutine sehr wohl bewusst. Wie selbstverständlich ergreifen sie Vorsichtsmaßnahmen, um das Risiko einer Ansteckung zu minimieren. Die Gefährdungen für die Öffentlichkeit durch den Transport dieser Proben scheinen hingegen den Verantwortlichen ebenso wie dem Fachpersonal mitunter zu entgehen.

Die Beförderung findet in der Regel durch externe Dienstleister statt, denen nur selten genaue Informationen über den Inhalt der Versandstücke vorliegen. Fahrer und Abfertiger an den Umschlagplätzen besitzen genauso wie unbeteiligte Personen nicht die erforderlichen Kenntnisse, um angemessen reagieren zu können und die Gefahren einzuschätzen, die von den Proben ausgehen.

Auch in der öffentlichen Wahrnehmung ist die Diskussion um die Gefahr durch Infektionen gegenwärtig. Immer wieder kam es in den letzten Jahren zu Ausbrüchen neuer oder schwerer Erkrankungen. Notwendige Vorkehrungen für den sicheren Transport infektiöser Stoffe sind und bleiben also ein aktuelles, wichtiges Thema.

Die Bestimmungen der Gefahrgutvorschriften sollen die Öffentlichkeit vor möglichen Schäden beim Transport infektiöser Stoffe schützen, indem ein Ernstfall durch geeignete Vorbereitungen und Vorgehensweisen beim Transport weitgehend ausgeschlossen wird.

Neben den Anweisungen u.a. zum richtigen Verpacken, Markieren und Kennzeichnen der Proben spielen Schulungen und Unterweisungen der beteiligten Personen eine wichtige Rolle. Diese müssen regelmäßig wiederholt werden, da sich auch die Vorschriften laufend weiterentwickeln.

Dieses Buch richtet sich folglich nicht nur an die medizinischen, klinischen, pharmazeutischen sowie technischen Mitarbeiter, die unmittelbar an den Vorbereitungen und der Durchführung eines Transports beteiligt sind, sondern vor allem an das Führungspersonal, also an Studienverantwortliche, Ärzte, Labor-, Klinik- und Pflegedienstleitungen, da die Umsetzung der rechtlichen Anforderungen in ihre Zuständigkeit fällt.

Die hier zusammengefassten Informationen ersetzen keine Unterweisung oder Schulung. Vielmehr sollen sie dabei helfen, die unterschiedlichen Regelungen und deren Auswirkungen auf den Arbeitsalltag aufzuzeigen. Dadurch gibt das Buch den Verantwortlichen einen Überblick über die umfassenden Pflichten, die ihnen der Gesetzgeber als Beteiligte an einem Gefahrguttransport zugedacht hat.

In dieser Broschüre werden Frauen und Männer gleichermaßen angesprochen, aufgrund der besseren Lesbarkeit wird jedoch nur die männliche Form verwendet.

Wir wünschen Ihnen eine erkenntnisreiche Lektüre und viel Erfolg bei der Anwendung.

Sylvia Gadomski, Bodo Koch   im Januar 2021

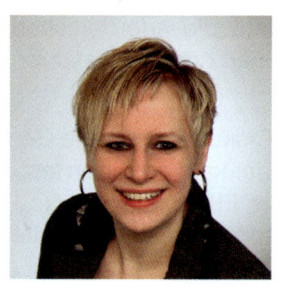

Sylvia Gadomski
Gefahrgutbeauftragte für alle Verkehrsträger
LBA-zertifizierte Ausbilderin für Gefahrgut- und Luftsicherheitsvorschriften im Luftverkehr
Fachkraft für Arbeitssicherheit
Seit 2011 Tätigkeit als Ausbilderin, u.a. mit speziellen Kursen für die Gefahrgut-Ausbildung von klinischem Personal.
Aus familiärem Hintergrund gut mit den Abläufen im medizinischen Bereich und Klinikalltag vertraut.

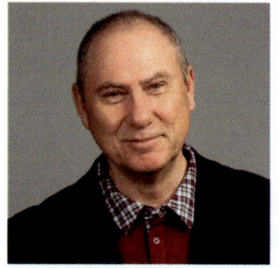

Bodo Koch
Seit 1990 Gefahrgutbeauftragter für die Verkehrsträger Straße, Eisenbahn, See und Luft, externer Gb
Fachkraft für Arbeitssicherheit, Abfallbeauftragter, Gefahrstoffbeauftragter, Sachkundiger für Sicherheitsdatenblätter
Seit 1986 in verschiedenen Positionen und Bereichen in der Gefahrgutbranche, u.a. am Flughafen Frankfurt, bei einer Gefahrgutüberwachungsbehörde in Hessen und bei der Deutschen Post tätig.

Inhaltsverzeichnis

Bedeutung der Symbole im Buch:

 – Besonderer Hinweis zu Stolpersteinen

 – Vorschläge für praktikable Lösungen im Alltag

 – Hinweis auf Fundstellen in Rechtstexten

▶ – Anmerkung der Verfasser

1 Rechtliche Grundlagen

1.1 Regelwerke und Empfehlungen

Vorschriften und Richtlinien aus dem Gefahrgutrecht

Orange Book

Grundlage der Gefahrgutvorschriften bildet das „Orange Book" der Vereinten Nationen. Diese allgemeinen Empfehlungen für alle Verkehrsträger (Recommendations on the Transport of Dangerous Goods) gelten weltweit. Da sie laufend überarbeitet werden, erscheint eine aktualisierte Ausgabe im Zwei-Jahres-Rhythmus. Die erste Ausgabe stammt aus dem Jahr 1956.

Durch Anpassungen der Modellvorschriften des Orange Books an die besonderen Anforderungen auf den unterschiedlichen Verkehrsträgern entstehen die internationalen Regelwerke der verschiedenen Verkehrsträger:

- ADR für den Straßenverkehr (Kraftfahrzeuge)
- RID für den Schienenverkehr (Eisenbahn)
- ADN für Binnenwasserstraßen (Binnenschiff)
- IMDG-Code für den Seeverkehr (Seeschiff)
- ICAO-TI (IATA-DGR) für den Luftverkehr (Flugzeug)

ADR

Im ADR (Accord relatif au transport international des merchandises dangereuses par route), dem Übereinkommen zum **internationalen Transport gefährlicher Güter auf der Straße**, finden sich bereits detaillierte Vorschriften zur Versandvorbereitung, Verpackung, Dokumentation und Beförderung von Gefahrgütern. Um Gefahrgüter auf der Straße befördern zu können, müssen insbesondere folgende Anforderungen erfüllt sein:

Bei der Versandvorbereitung:

- ✓ Einstufung der Stoffe und Gegenstände in die Gefahrklassen
- ✓ Adäquate Verpackung mit geeigneten Materialien
- ✓ Markierung und Bezettelung (Kennzeichnung) der Versandstücke
- ✓ Dokumentation des Transports durch ein Beförderungspapier
- ✓ Befreiungen oder Erleichterungen von Vorschriften des ADR unter bestimmten Voraussetzungen

Bei der Beförderung:

✓ Ausrüstung der Fahrzeuge
✓ Mitgeführte Dokumente
✓ Vorschriften für die Verladung und Handhabung
✓ Kennzeichnung von Beförderungseinheiten

Allgemein:

✓ Qualifikation der beteiligten Personen
✓ Gefahrgut-Organisation im Unternehmen, Gefahrgutbeauftragte (EU-Sicherheitsberater)
✓ Sicherungs- und Meldepflichten

Derzeit gilt das ADR für folgende Staaten:

Albanien, Andorra, Aserbaidschan, Belarus, Belgien, Bosnien-Herzegowina, Bulgarien, Dänemark, Deutschland, Estland, Finnland, Frankreich, Georgien, Griechenland, Irland, Island, Italien, Kasachstan, Kroatien, Lettland, Liechtenstein, Litauen, Luxemburg, Malta, Marokko, Moldawien, Montenegro, Niederlande, Nigeria, Nordmazedonien, Norwegen, Österreich, Polen, Portugal, Rumänien, Russische Förderation, San Marino, Schweden, Schweiz, Serbien, Slowakei, Slowenien, Spanien, Tadschikistan, Tschechien, Tunesien, Türkei, Ukraine, Ungarn, Usbekistan, Vereinigtes Königreich Großbritannien und Zypern.

GGBefG

Durch das deutsche **Gefahrgutbeförderungsgesetz (GGBefG)** werden die Bestimmungen des ADR im nationalen Recht verbindlich festgelegt und ergänzt. Es beschreibt das Ziel, den Schutz der Öffentlichkeit vor Gefahren für „die öffentliche Sicherheit oder Ordnung, insbesondere für die Allgemeinheit, für wichtige Gemeingüter, für Leben und Gesundheit von Menschen sowie für Tiere und Sachen" im Zusammenhang mit der Beförderung zu wahren. Darüber hinaus benennt es im Wesentlichen behördliche und staatliche Zuständigkeiten.

Weitere Verordnungen und Richtlinien konkretisieren und erläutern die eher allgemeinen Regeln des GGBefG. Für die tägliche Umsetzung spielen dabei die **G**efahr**g**ut**v**erordnung **S**traße, **E**isenbahn und **B**innenschifffahrt **(GGVSEB)** und die **Durchführungsrichtlinien Gefahrgut (RSEB)** eine wichtige Rolle.

GGVSEB und RSEB

Die **G**efahr**g**ut**v**erordnung **S**traße, **E**isenbahn und **B**innenschifffahrt definiert Tätigkeiten im Zusammenhang mit dem Gefahrguttransport und weist diesen Tätigkeiten bestimmte Pflichten zu. Sie enthält auch einen umfassenden Katalog an Ordnungswidrigkeiten, der die Ahndung von Verstößen gegen bestimmte Pflichten ermöglicht.

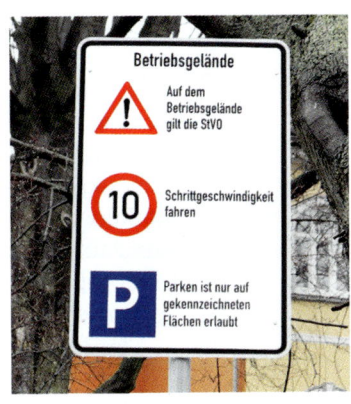

Die **Richtlinien-Gefahrgut** richten sich dagegen vornehmlich an Behörden und erläutern bestimmte Fragen zur Auslegung der in den Gefahrgutvorschriften genannten Anforderungen. Besonders unangenehm kann sich Anlage 7 der RSEB auswirken, denn dort sind die Bußgeldbeträge zu den Ordnungswidrigkeiten aus der GGVSEB aufgelistet.

Auch für den Transport auf einem öffentlich zugänglichen Betriebsgelände gelten die Gefahrgutvorschriften.

Darüber hinaus wirken sich zahlreiche weitere Vorschriften und Verordnungen aus dem Gefahrgutbereich auf den Transport infektiöser Stoffe aus, z.B.:

* Gefahrgutbeauftragtenverordnung   GbV
* Gefahrgutausnahmeverordnung   GGAV
* Gefahrgutkontrollverordnung   GGKontrollV
* Gefahrgutkostenverordnung   GGKostV
* Gefahrgutverordnung See   GGVSee
* Richtlinie Binnenland der
  europäischen Kommission   RL Binnenland

Vorschriften und Richtlinien aus anderen Rechtsbereichen

Außer den speziellen Gefahrgutregelungen sind zahlreiche weitere Vorschriften zu beachten. Hier eine Auswahl:

* Arzneimittelgesetz (AMG)
* Atomgesetz/Strahlenschutzgesetz (AtG)/(StrSchG)
* Biostoffverordnung (BioStoffV)
  (Hinweis: Die Verordnung zur Umsetzung von EG-Richtlinien über den Schutz der Beschäftigten gegen Gefährdung durch biologische Arbeitsstoffe bei der Arbeit ist eine konkretisierende Verordnung zum Arbeitsschutzgesetz und regelt berufsbedingte Tätig-

keiten mit biologischen Arbeitsstoffen, d.h. im weitesten Sinne mit Mikroorganismen/Krankheitserregern. Sie enthält Regelungen zum Schutz der Beschäftigten bei diesen Tätigkeiten. Sie gilt nicht in Unternehmen, die ausschließlich mit dem Transport beauftragt werden.)

- Chemikaliengesetz (ChemG)
- Infektionsschutzgesetz (IfSG)
- Kreislaufwirtschaftsgesetz (KrWG)
- Medizinproduktegesetz (MPG)
- Technische Regeln für biologische Arbeitsstoffe, darunter
  - TRBA 100 – Schutzmaßnahmen für Tätigkeiten mit biologischen Arbeitsstoffen in Laboratorien
  - TRBA 250 – Biologische Arbeitsstoffe im Gesundheitswesen und in der Wohlfahrtspflege
  - TRBA 500 – Grundlegende Maßnahmen bei Tätigkeiten mit biologischen Arbeitsstoffen
- Technische Regeln für Gefahrstoffe, darunter
  - TRGS 525 – Gefahrstoffe in Einrichtungen der medizinischen Versorgung
  - TRGS 526 – Laboratorien

> Wir gehen im Folgenden auf Anforderungen für den Straßenverkehr ein. Diese gelten im Wesentlichen auch für die anderen Verkehrsträger. Insbesondere bei Beförderung per Luftfracht oder -post sind allerdings oft zusätzliche Anforderungen, z.B. der Luftfahrtunternehmen, zu beachten. Zudem müssen alle Beteiligten in einem behördlich überwachten System geschult sein und über eine spezielle Berechtigung verfügen.

1.2 Überwachung

Überwacht wird die Einhaltung der Rechtsvorschriften durch die zuständigen Behörden. Innerhalb von Deutschland gibt es unterschiedliche Zuständigkeiten nach Bundes- und Landesrecht.

- Gewerbeaufsichtsämter, Ämter für Arbeitsschutz, Ortspolizeibehörden innerhalb der Betriebe
- Polizei im Straßenverkehr
- BAG auf Autobahnen

1.3 Verantwortlichkeiten, Schulungen/Unterweisungen

Beauftragte Personen

Generell ist aus rechtlicher Sicht der Unternehmer verantwortlich für die Einhaltung der Gefahrgutvorschriften. Im medizinischen Bereich also der niedergelassene Arzt oder Apotheker oder die Verantwortlichen des Klinik- oder Laborbetreibers.

Derartige Unternehmerpflichten können jedoch weitergegeben werden, an sogenannte **„beauftragte Personen"** nach Ordnungswidrigkeitengesetz (OWiG). Das sind Personen, denen Aufgaben des Unternehmers zur eigenverantwortlichen Erledigung übertragen wurden.

§ 9 OWiG,
§ 14 StGB
§ 4 GGVSEB

Beauftragte Personen sollen die Einhaltung der Gefahrgutvorschriften sicherstellen, indem sie allgemeine Rahmenbedingungen schaffen, geeignete Materialien zur Verfügung stellen und dafür sorgen, dass grundlegende Informationen über vorhandene Gefahrgüter zur Verfügung stehen, also z.B. die Klassifizierung bekannt ist.

Typischerweise nehmen Oberärzte, Klinik-, Labor- oder Pflegedienstleitung oder auch Abteilungsleitungen die Funktion als beauftragte Personen wahr.

> Um eine rechtssichere Übertragung nachzuweisen, empfiehlt sich die Schriftform, entweder durch die Stellenbeschreibung oder als explizite Beauftragung einer Person, die dann schriftlich über ihre Aufgaben unterrichtet werden muss.

Sonstiges Personal

Die tatsächliche Transportvorbereitung wird vom sogenannten **„sonstigen Personal"** ausgeführt. Das sind die Mitarbeiter, die als Absender auftreten, Gefahrgut klassifizieren und identifizieren, die Versandstücke packen, markieren und bezetteln (kennzeichnen), sie verladen und in Empfang nehmen.

Da jede dieser Tätigkeiten nach GGVSEB mit bestimmten Pflichten versehen ist, müssen die ausführenden Mitarbeiter unter anderem über geeignete Materialien und Informationen verfügen.

§§ 17-29
GGVSEB
1.4 ADR

Sonstiges Personal findet sich z.B. in folgenden Bereichen:

- Krankenschwestern und -pfleger in Labor, OP, Mikrobiologie, Pathologie, auf Stationen oder in der Ambulanz, die Patientenproben verpacken oder versenden oder den Versand initiieren;
- Arzthelfer, die Patientenproben verpacken oder versenden oder den Versand initiieren;
- Mitarbeiter in Apotheken, die Proben oder Medikamente verpacken oder versenden oder den Versand initiieren;
- Alle Mitarbeiter, die Sendungen oder Lieferungen entgegennehmen, auch in einer zentralen Poststelle;
- Technische Mitarbeiter in medizinischen Einrichtungen;
- Mitarbeiter der Entsorgungsstellen und Recyclinghöfe.

Führt die medizinische oder klinische Einrichtung Transporte mit eigenen Mitarbeitern durch, dann tritt sie als Beförderer mit eigenen Fahrern auf. Auch der Beförderer, also der Eigentümer der Fahrzeuge, muss eine Reihe von Anforderungen beachten, die sich hauptsächlich auf den Zustand und die Ausrüstung der Fahrzeuge bezieht. Außerdem gilt für die Fahrer selbstverständlich ebenfalls eine Vielzahl unterschiedlicher Vorschriften.

Gefahrgutbeauftragte

GbV, 1.8.3
ADR

Eine zentrale Rolle in der Gefahrgut-Organisation eines Unternehmens kommt dem **Gefahrgutbeauftragten (Gb)**, oder nach ADR „**Sicherheitsberater**", zu. Obwohl die Begriffe im deutschen Recht ähnlich klingen, besteht kein Zusammenhang mit den beauftragten Personen!

Vielmehr übernimmt der Gefahrgutbeauftragte Überwachungs- und Beratungtätigkeiten innerhalb des Unternehmens. Außerdem fertigt er den vorgeschriebenen Jahresbericht an. Eine derartige Übersicht über die gefahrgutrechtlichen Aktivitäten des Unternehmens richtet sich an den Unternehmer und die zuständigen Behörden, denen sie auf Verlangen vorgelegt werden muss.

Der Gefahrgutbeauftragte muss durch das Unternehmen bestellt und den Mitarbeitern bekannt gemacht werden.

> Jedes Unternehmen muss unabhängig von seiner Unternehmensgröße, der Anzahl der Transporte oder transportierten Menge einen Gefahrgutbeauftragten stellen, wenn es an der Beförderung von Gefahrgütern beteiligt ist. Allerdings können bestimmte Umstände des Transports oder der beförderten Güter zu einer Befreiung von dieser Pflicht führen. Sie befreien jedoch keineswegs von den Verantwortlichkeiten der Beteiligten gemäß GGVSEB!

Unterweisung/Schulung beauftragter Personen

Um allen genannten Verpflichtungen ordnungsgemäß nachkommen zu kommen, brauchen die betroffenen Personen eine Unterweisung oder Schulung. Die Unterweisung für beauftragte Personen und Personen, die an der Beförderung gefährlicher Güter im Straßenverkehr beteiligt sind, richtet sich nach den Verantwortungsbereichen und tatsächlich ausgeführten Tätigkeiten der Personen. Neben den gefahrgutspezifischen Verfahren zur Versandvorbereitung und der Beförderung enthält sie Aspekte der Sicherung, d.h. der Gefahrenabwehr gegen gefährliche Eingriffe von außen, oder kann ergänzend auf angrenzende Rechtsgebiete eingehen, z.B. Vorschriften zur Ladungssicherung oder Umgangsvorschriften. So können diese Unterweisungen sowohl fachbezogen intern von einer Person mit entsprechenden Kenntnissen als auch extern von einem Ausbilder oder einer Schulungsorganisation durchgeführt werden.

§ 27 GGVSEB, 1.3, 1.4, 1.10 ADR

Solche Unterweisungen müssen vor Aufnahme der Tätigkeit stattfinden und sind anschließend regelmäßig zu wiederholen. Da die Anforderungen des ADR im Zwei-Jahres-Rhythmus überarbeitet werden, empfiehlt sich der gleiche zeitliche Abstand zur Auffrischung.

Gefahrgut-Fahrer unterliegen einer Schulungspflicht. Nach bestandener Prüfung vor der IHK erhält der Fahrer eine ADR-Schulungsbescheinigung mit einer Gültigkeit von fünf Jahren. Sie berechtigt dazu, Gefahrgüter unter Beachtung aller Vorschriften zu befördern.

8.2 ADR

Unter bestimmten Voraussetzungen kann der Fahrer von der Schulungspflicht befreit werden. Dann gilt für ihn gleichermaßen eine tätigkeitsbezogene Unterweisungspflicht in regelmäßigen Abständen.

Davon unberührt bleiben Qualifikationsanforderungen aus anderen Rechtsbereichen wie Berufskraftfahrerqualifikationsgesetz (BKrFQG), Straßenverkehrsordnung (StVO) und weitere.

> Unterweisungen nach Tätigkeitsgruppen vermitteln die Inhalte sehr gezielt. Aber: Gemeinsame theoretische und praktische Übungen für Verpacker, Verlader und Fahrer fördern das Verständnis der Personen untereinander und sorgen für ein gutes Arbeitsklima.

Auf Verlangen müssen Aufzeichnungen über erfolgte Unterweisungen dem Arbeitnehmer oder den zuständigen Behörden zur Verfügung gestellt werden können. Deswegen sind die Dokumentationen darüber für fünf Jahre aufzubewahren.

1.3.3, 1.10.2.4 ADR § 27 GGVSEB

> Fehlende oder falsche Unterweisungen und Schulungen oder Mängel bei deren Dokumentation erfüllen den Tatbestand einer Ordnungswidrigkeit und ziehen ein Bußgeld nach sich.

Bußgeldbescheid

Sehr geehrter Herr ▉▉▉▉

Ihnen wird vorgeworfen, am 10.02.2016, um 10:30 Uhr in ▉▉▉▉ ▉▉▉▉
(Kontrollort und -zeit), als Beteiligter im Straßenverkehr mit dem Lkw DB, ▉▉ ▉▉ ▉▉▉ folgende
Ordnungswidrigkeit begangen zu haben:

Siehe Anlage

Wegen dieser Ordnungswidrigkeit wird gegen Sie eine Geldbuße festgesetzt (§ 17 OWiG) in Höhe von	500,00 EUR

Außerdem haben Sie die Kosten des Verfahrens zu tragen:		
(§§ 105,107 Abs. 1, 3 OWiG in Verbindung mit §§ 464 Abs. 1, 465 StPO)	Gebühr	25,00 EUR
	Auslagen	3,50 EUR
Im Auftrag	Gesamtbetrag	528,50 EUR

▉▉

Anlage zum Schreiben vom 02.06.2016 für Aktenzeichen: ▉▉▉▉▉▉

Tatvorwurf:

Sie sorgten (fahrlässig) nicht dafür, dass eine an der Beförderung des gefährlichen Guts (Begrenzte Mengen ohne UN (ADR Kap. 3.4)) beteiligte Person entsprechend ihrer Funktion die vorgeschriebene Unterweisung über die für das Gut geltenden Bestimmungen erhielt (Die Unterweisung erfolgte ohne nachweisbare Qualifikation.).

§ 17 OWiG; GGVSEB § 1 Abs. 3, § 29 Abs. 5, § 37 Abs. 1 Nr. 21e; ADR Kap. 1.3, Abschn. 8.2.3; GGBefG § 10 Abs. 1 Nr. 1b; RSEB zu § 37 Nr. 37.2, Anl. 7, Ziff. 1 lfd. Nr. 196

Beweismittel:	Zeugenaussage	
Zeugen:	PK ▉▉ Polizeipräsidium ▉▉▉▉	Güter- und Personenverkehr

---

Bußgeldbescheid für eine Unterweisung, für die der Unterweisende keine entsprechende Qualifikation nachweisen konnte.

1.8.3 ADR, GbV

Die herausgehobene Stellung des Gefahrgutbeauftragten setzt weitergehende Kenntnisse der Vorschriften voraus. Deswegen verfügt er über eine gesonderte Ausbildung, die mit einer Prüfung vor der IHK abschließt und für fünf Jahre gilt. Nur mit einer gültigen Bescheinigung für den richtigen Verkehrsträger darf der Gefahrgutbeauftragte seine Arbeit aufnehmen und fortführen.

2 Klassifizierung

Die Zuordnung biologischer Arbeitsstoffe (medizinische Proben, Kulturen, Pilze usw.) erfolgt in verschiedenen Rechtsbereichen auf unterschiedlicher Grundlage. Im klinischen Bereich ist vor allem die Einteilung nach Biostoffverordnung bekannt, die die Stoffe unter dem Gesichtspunkt des Arbeitsschutzes in Risikogruppen einteilt. Die Gefahrgutvorschriften dagegen verfolgen ein anderes Schutzziel *(siehe Kapitel 1 Rechtliche Grundlagen)*, weshalb hier eine andere Zuordnung vorgenommen wird. Beide Zuordnungen sind im Klinik-/Praxisalltag zu beachten.

2.1 Einteilung in Risikogruppen gemäß Biostoffverordnung

Die Biostoffverordnung teilt biologische Arbeitsstoffe in vier Risikogruppen ein; diese führen zu Schutzstufen. Sie entsprechen im Wesentlichen denen des Gentechnikgesetzes. Durch die Gentechnik-Sicherheitsverordnung (GenTSV) werden für biologische Arbeitsstoffe vier Risikogruppen definiert. Gemäß der oben genannten Richtlinie werden die biologischen Arbeitsstoffe den Risikogruppen zugeordnet. Die Zuordnung erfolgt nach der möglichen Schwere der Erkrankung, dem Infektionsrisiko, dem Ausbreitungsrisiko und den Therapiemöglichkeiten.

Risikogruppe 1:

Biologische Arbeitsstoffe, bei denen es unwahrscheinlich ist, dass sie beim Menschen eine Krankheit verursachen (z.B. Escherichia coli, Staphylococcus epidermidis, Bacillus subtilis oder die Bäckerhefe Saccharomyces cerevisiae).

Zur Gruppe 1 zählen alle biologischen Arbeitsstoffe, die nicht in Risikogruppe 2 bis 4 erfasst sind.

Risikogruppe 2:

Biologische Arbeitsstoffe, die eine Krankheit beim Menschen hervorrufen und eine Gefahr für Beschäftigte darstellen können; eine Verbreitung des Stoffes in der Bevölkerung ist unwahrscheinlich; eine wirksame Vorbeugung oder Behandlung ist normalerweise möglich (z.B. Salmonella sp., Herpes- oder einige Grippeviren, verschiedene

Stämme des Escherichia coli-Wildtyps, Staphylococcus aureus, Influenzaviren, Borrelien, Mumpsvirus, Varizella-Zoster-Virus).

Risikogruppe 3:

Biologische Arbeitsstoffe, die eine schwere Krankheit beim Menschen hervorrufen und eine ernste Gefahr für Beschäftigte darstellen können; die Gefahr einer Verbreitung in der Bevölkerung kann bestehen, doch ist normalerweise eine wirksame Vorbeugung oder Behandlung möglich (z.B. Hepatitis-B-Virus, HIV, SARS-Corona-Virus, Mycobacterium tuberculosis, BSE-Prionen, Bacillus anthracis).

Risikogruppe 4:

Biologische Arbeitsstoffe, die eine schwere Krankheit beim Menschen hervorrufen und eine ernste Gefahr für Beschäftigte darstellen; die Gefahr einer Verbreitung in der Bevölkerung ist unter Umständen groß; normalerweise ist eine wirksame Vorbeugung oder Behandlung nicht möglich. Die Erreger sind in der „Indikativliste" IATA, ADR *(siehe Seite 19ff.)* erfasst – z.B. Ebola-, Pocken-, Lassa- oder Marburg-Virus.

2.2 Klassifizierung ansteckungsgefährlicher Stoffe nach Gefahrgutrecht

Die Klasse 6.2

Das Gefahrgutrecht unterteilt die gefährlichen Stoffe und Gegenstände nach ihren Eigenschaften in Gefahrklassen. Die ansteckungsgefährlichen Stoffe werden der Klasse 6.2 zugeordnet.

Kriterien

2.2.62.1.1
ADR

Ansteckungsgefährliche Stoffe im Sinne des ADR sind Stoffe, von denen bekannt oder anzunehmen ist, dass sie Krankheitserreger enthalten. Krankheitserreger sind Mikroorganismen (einschließlich Bakterien, Viren, Rickettsien, Parasiten und Pilze) und andere Erreger wie Prionen, die bei Menschen oder Tieren Krankheiten hervorrufen können.

Genetisch veränderte Mikroorganismen und Organismen, biologische Produkte, diagnostische Proben und infizierte lebende Tiere sind dieser Klasse zuzuordnen, wenn sie deren Bedingungen erfüllen.

Toxine aus Pflanzen, Tieren oder Bakterien, die keine ansteckungsgefährlichen Stoffe oder Organismen enthalten oder die nicht in ansteckungsgefährlichen Stoffen oder Organismen enthalten sind, sind Stoffe der Klasse 6.1 (Giftige Stoffe) UN-Nummer UN 3172 oder UN 3462.

Unterteilung

Weltweit werden gefährliche Stoffe bestimmten UN-Nummern zugeordnet, für deren Beförderung gemäß Gefahrgutvorschriften jeweils bestimmte Vorgaben zu erfüllen sind. Die Stoffe der Klasse 6.2 sind wie folgt in fünf UN-Nummern unterteilt, die jeweils auch durch einen Klassifizierungscode (I für infectious) gekennzeichnet sind:

2.2.62.1.2
ADR

Ansteckungsgefährliche Stoffe, gefährlich für Menschen:	UN 2814	(I1)
Ansteckungsgefährliche Stoffe, gefährlich nur für Tiere:	UN 2900	(I2)
Klinische Abfälle:	UN 3291	(I3)
Medizinische Abfälle	UN 3549	(I3)
Biologische Stoffe:	UN 3373	(I4)

Begriffsbestimmungen

Für Zwecke des ADR gilt:

2.2.62.1.3
ADR

Biologische Produkte
sind Produkte von lebenden Organismen, die in Übereinstimmung mit den Vorschriften der entsprechenden nationalen Behörden, die besondere Zulassungsvorschriften erlassen können, hergestellt und verteilt werden und die entweder für die Vorbeugung, Behandlung oder Diagnose von Krankheiten an Menschen oder Tieren oder für diesbezügliche Entwicklungs-, Versuchs- oder Forschungszwecke verwendet werden. Sie schließen Fertigprodukte, wie Impfstoffe, oder Zwischenprodukte ein, sind aber nicht auf diese begrenzt.

Kulturen
sind das Ergebnis eines Prozesses, bei dem Krankheitserreger absichtlich vermehrt werden. Diese Begriffsbestimmung schließt von menschlichen oder tierischen Patienten entnommene Proben gemäß der in diesem Absatz aufgeführten Begriffsbestimmung nicht ein.

Medizinische oder klinische Abfälle
sind Abfälle, die aus der medizinischen Behandlung von Tieren oder Menschen oder aus der biologischen Forschung stammen.

Von Patienten entnommene Proben (Patientenproben)
sind menschliches oder tierisches Material, das direkt von Menschen oder Tieren entnommen wird, einschließlich, jedoch nicht begrenzt auf Ausscheidungsstoffe, Sekrete, Blut und Blutbestandteile, Gewebe und Abstriche von Gewebsflüssigkeit sowie Körperteile, die insbesondere zu Forschungs-, Diagnose-, Untersuchungs-, Behandlungs- oder Vorsorgezwecken befördert werden.

2.2.62.1.4
ADR

Ansteckungsgefährliche Stoffe sind der Klasse 6.2 und je nach Fall der UN-Nummer UN 2814, UN 2900, UN 3291, UN 3373 oder UN 3549 zuzuordnen.

Es besteht jedoch auch die Möglichkeit weiterer Freistellungen (z.B. bei (veterinär-)medizinischen Proben).

Für die Feststellung, ob ein Stoff nach den Vorschriften des ADR freigestellt ist oder in Kategorie B oder sogar in Kategorie A klassifiziert werden muss, ist eine spezifische bzw. fachliche Beurteilung durch den Arzt (aufnehmender Arzt, Stationsarzt, Oberarzt) erforderlich. Dabei sind zu berücksichtigen:

Nur der Arzt weiß es genau

- die Patientenanamnese
- die speziellen Symptome
- die individuellen Gegebenheiten des Patienten
- die lokalen epidemiologischen Bedingungen

Manchmal ist auch die Einschätzung eines weiteren Spezialisten (Mikrobiologe) erforderlich.

In der Regel werden Medizinische Proben (Patientenproben) in Deutschland der Kategorie B zugeordnet, was auch einer Empfehlung des RKI entspricht.

Zuordnung innerhalb der Klasse 6.2

Biologische Produkte, von denen bekannt ist oder bei denen Gründe für die Annahme bestehen, dass sie ansteckungsgefährliche Stoffe enthalten, sind je nach Fall der UN 2814, UN 2900 oder UN 3373 zuzuordnen.

Stoffe der Kategorie A

Ein ansteckungsgefährlicher Stoff, der in einer solchen Form befördert wird, dass er bei einer Exposition bei sonst gesunden Menschen oder Tieren eine dauerhafte Behinderung oder eine lebensbedrohende oder tödliche Krankheit hervorrufen kann, ist der Kategorie A und darin der UN 2814 oder der UN 2900 zuzuordnen.

Handelt es sich bei den ansteckungsgefährlichen Stoffen um Kategorie A – also um UN 2814 ANSTECKUNGSGEFÄHRLICHER STOFF, GEFÄHRLICH FÜR MENSCHEN oder UN 2900 ANSTECKUNGSGEFÄHRLICHER STOFF, GEFÄHRLICH FÜR TIERE nach 2.2.62.1.4.1 ADR, ist ein freigestellter Versand nicht möglich.

> In diesem Fall ist der Absender bereits mit dem Versand von einem Röhrchen Material (z.B. Blut zur Untersuchung an ein S4 Labor) voll in den Gefahrgutvorschriften.

Die nachfolgende Tabelle enthält eine Reihe von Erregern, die der UN-Nummer UN 2814 bzw. UN 2900 zugeordnet werden müssen. Diese Tabelle ist nicht abschließend. Ansteckungsgefährliche Stoffe, einschließlich neue oder auftauchende Krankheitserreger, die in der Tabelle nicht aufgeführt sind, die jedoch dieselben Kriterien erfüllen, sind der Kategorie A zuzuordnen. Darüber hinaus ist ein Stoff in die Kategorie A aufzunehmen, wenn Zweifel darüber bestehen, ob dieser die Kriterien erfüllt oder nicht.

Beispiele für ansteckungsgefährliche Stoffe, die in jeder Form unter die Kategorie A fallen, sofern nichts anderes angegeben ist (siehe Absatz 2.2.62.1.4.1)	
UN-Nummer und Benennung	**Mikroorganismus**
UN 2814 ANSTECKUNGS-GEFÄHRLICHER STOFF, GEFÄHR-LICH FÜR MEN-SCHEN	Bacillus anthracis (nur Kulturen)
	Brucella abortus (nur Kulturen)
	Brucella melitensis (nur Kulturen)
	Brucella suis (nur Kulturen)
	Burkholderia mallei – Pseudomonas mallei – Rotz (nur Kulturen)
	Burkholderia pseudomallei – Pseudomonas pseudomallei (nur Kulturen)
	Chlamydia psittaci – aviäre Stämme (nur Kulturen)
	Clostridium botulinum (nur Kulturen)
	Coccidioides immitis (nur Kulturen)
	Coxiella burnetii (nur Kulturen)
	Virus des hämorrhagischen Krim-Kongo-Fiebers
	Dengue-Virus (nur Kulturen)

Beispiele für ansteckungsgefährliche Stoffe, die in jeder Form unter die Kategorie A fallen, sofern nichts anderes angegeben ist (siehe Absatz 2.2.62.1.4.1)	
UN-Nummer und Benennung	**Mikroorganismus**
UN 2814 ANSTECKUNGS-GEFÄHRLICHER STOFF, GEFÄHR-LICH FÜR MEN-SCHEN *(Forts.)*	Virus der östlichen Pferde-Encephalitis (nur Kulturen)
	Escherichia coli, verotoxigen (nur Kulturen)[a]
	Ebola-Virus
	Flexal-Virus
	Francisella tularensis (nur Kulturen)
	Guanarito-Virus
	Hantaan-Virus
	Hanta-Virus, das hämorrhagisches Fieber mit Nierensyndrom hervorruft
	Hendra-Virus
	Hepatitis-B-Virus (nur Kulturen)
	Herpes-B-Virus (nur Kulturen)
	humanes Immundefizienz-Virus (nur Kulturen)
	hoch pathogenes Vogelgrippe-Virus (nur Kulturen)
	japanisches Encephalitis-Virus (nur Kulturen)
	Junin-Virus
	Kyasanur-Waldkrankheit-Virus
	Lassa-Virus
	Machupo-Virus
	Marburg-Virus
	Affenpocken-Virus
	Mycobacterium tuberculosis (nur Kulturen)[a]
	Nipah-Virus
	Virus des hämorrhagischen Omsk-Fiebers
	Polio-Virus (nur Kulturen)
	Tollwut-Virus (nur Kulturen)
	Rickettsia prowazekii (nur Kulturen)
	Rickettsia rickettsii (nur Kulturen)
	Rifttal-Fiebervirus (nur Kulturen)
	Virus der russischen Frühsommer-Encephalitis (nur Kulturen)

Beispiele für ansteckungsgefährliche Stoffe, die in jeder Form unter die Kategorie A fallen, sofern nichts anderes angegeben ist (siehe Absatz 2.2.62.1.4.1)	
UN-Nummer und Benennung	**Mikroorganismus**
UN 2814	Sabia-Virus
ANSTECKUNGS-GEFÄHRLICHER STOFF, GEFÄHR-LICH FÜR MEN-SCHEN *(Forts.)*	Shigella dysenteriae type 1 (nur Kulturen)[a]
	Zecken-Encephalitis-Virus (nur Kulturen)
	Pocken-Virus
	Virus der Venezuela-Pferde-Encephalitis (nur Kulturen)
	West-Nil-Virus (nur Kulturen)
	Gelbfieber-Virus (nur Kulturen)
	Yersinia pestis (nur Kulturen)
UN 2900	Virus der afrikanischen Schweinepest (nur Kulturen)
ANSTECKUNGS-GEFÄHRLICHER STOFF, nur GEFÄHR-LICH FÜR TIERE	aviäres Paramyxovirus Typ 1 – velogenes Newcastle-Disease-Virus (nur Kulturen)
	klassisches Schweinepest-Virus (nur Kulturen)
	Maul- und Klauenseuche-Virus (nur Kulturen)
	Virus der Dermatitis nodularis (lumpy skin disease) (nur Kulturen)
	Mycoplasma mycoides – Erreger der infektiösen bovinen Pleuropneumonie (nur Kulturen)
	Kleinwiederkäuer-Pest-Virus (nur Kulturen)
	Rinderpest-Virus (nur Kulturen)
	Schafpocken-Virus (nur Kulturen)
	Ziegenpocken-Virus (nur Kulturen)
	Virus der vesikulären Schweinekrankheit (nur Kulturen)
	vesikuläres Stomatitis-Virus (nur Kulturen)

[a] Kulturen, die für diagnostische oder klinische Zwecke vorgesehen sind, dürfen jedoch als ansteckungsgefährliche Stoffe der Kategorie B klassifiziert werden, *(vgl. „Stoffe der Kategorie B" Seite 22).*

Dies sind z.B. Escherichia coli, verotoxigen, Mycobacterium tuberculosis, Shigella dysenteriae type 1. Für diese u.U. epidemisch wirkenden Erreger muss die Möglichkeit bestehen, Untersuchungsmaterial schnellstens zu Reihenuntersuchungen in das Robert Koch-Institut zu befördern.

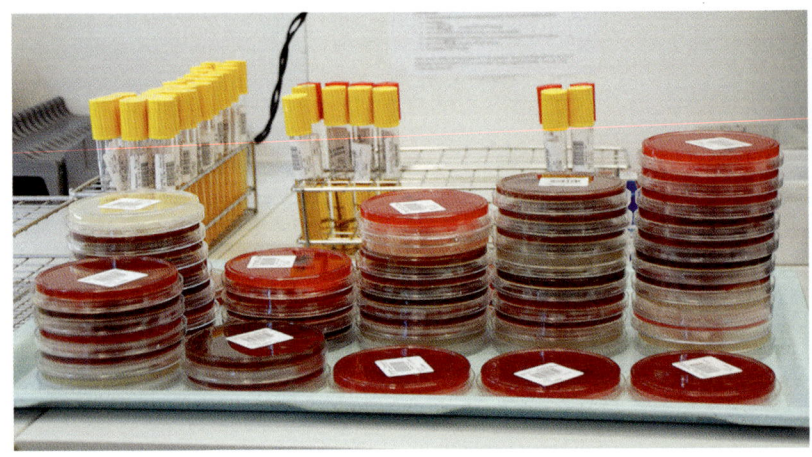

Petrischalen; auf Nährböden werden durch Züchtung von Zellkulturen genetisch reine Stämme isoliert – Erreger in „Reinform"!

Stoffe der Kategorie B

UN 3373

2.2.62.1.4.2
ADR
SV 319 ADR

Erfüllt ein ansteckungsgefährlicher Stoff nicht die Kriterien der Kategorie A, so wird er unter der offiziellen Benennung **„Biologischer Stoff, Kategorie B"** befördert und der UN 3373 zugewiesen. Für diese Stoffe gelten nur die Vorschriften der Verpackungsanweisung P650. Die übrigen Vorschriften des ADR bleiben unberücksichtigt.

Abfälle

2.2.62.1.11
ADR

Handelt es sich bei den Stoffen um **Abfälle**, entscheidet die Art der Kontamination über die Einstufung. Sofern die Abfälle Krankheitserreger der Kategorie A enthalten, müssen sie auch als UN 2814 oder UN 2900 versendet werden. Befinden sich Pathogene der Kategorie B darin oder besteht eine geringe Wahrscheinlichkeit, dass ansteckungsgefährliche Stoffe vorhanden sind, erfolgt die Zuordnung zur UN 3291 unter der Bezeichnung „Klinischer Abfall, unspezifiziert, n.a.g." oder „(Bio)medizinischer Abfall, n.a.g." oder „Unter die Vorschriften fallender medizinischer Abfall, n.a.g." je nach genauem Inhalt *(siehe Kapitel 8 „Medizinische und klinische Abfälle).*

Freigestellte (veterinär)medizinische Proben

Als **„freigestellte (veterinär)medizinische Proben"** werden Patientenproben deklariert, die nur mit minimaler Wahrscheinlichkeit Krankheitserreger enthalten. Für sie gibt es keine UN-Nummer, da sie weitgehend von den Gefahrgut-Vorschriften ausgenommen sind.

2.2.62.1.5.8
ADR

Gebrauchte medizinische Geräte oder Instrumente

Auch für **„gebrauchte medizinische Geräte oder Instrumente"**, die zur Dekontamination, Sterilisation, Reinigung, Reparatur oder Begutachtung des Gerätes bzw. Instrumentes befördert werden, gelten lediglich ein paar Vorschriften des ADR zur Verpackung und Markierung.

2.2.62.1.5.9
ADR

Freistellungen

Die folgenden Stoffe oder Gegenstände unterliegen nicht den Vorschriften des ADR:

* Stoffe, die keine ansteckungsgefährlichen Stoffe enthalten
* Stoffe, bei denen es unwahrscheinlich ist, dass sie bei Menschen oder Tieren Krankheiten hervorrufen
* Stoffe, die Mikroorganismen enthalten, die gegenüber Menschen oder Tieren nicht pathogen sind
* Stoffe in einer Form, in der jegliche vorhandene Krankheitserreger so neutralisiert oder deaktiviert wurden, dass sie kein Gesundheitsrisiko mehr darstellen
* Stoffe, bei denen sich die Konzentration von Krankheitserregern auf einem in der Natur vorkommenden Niveau befindet (einschließlich Nahrungsmittel und Wasserproben) und bei denen nicht davon auszugehen ist, dass sie ein bedeutsames Infektionsrisiko darstellen
* Getrocknetes Blut, das durch Aufbringen eines Bluttropfens auf ein saugfähiges Material gewonnen wird
* Vorsorgeuntersuchungen (Screening-Proben) für im Stuhl enthaltenes Blut
* Blut oder Blutbestandteile, die für Zwecke der Transfusion oder der Zubereitung von Blutprodukten für die Verwendung bei der Transfusion oder der Transplantation gesammelt wurde und alle Gewebe oder Organe, die zur Transplantation bestimmt sind sowie Proben, die zu diesem Zweck entnommen wurden

Sensible Stoffe – unterliegen nicht dem ADR, sind dennoch mit Vorsicht zu behandeln

- Medizinische Instrumente oder Geräte, die möglicherweise mit ansteckungsgefährlichen Stoffen kontaminiert sind oder solche Stoffe enthalten und die zur Desinfektion, Reinigung, Sterilisation, Reparatur oder zur Beurteilung der Geräte befördert werden, wenn sie in Verpackungen verpackt sind, die so ausgelegt und gebaut sind, dass sie unter normalen Beförderungsbedingungen nicht zu Bruch gehen, durchstoßen werden oder ihren Inhalt freisetzen können
- Dekontaminierte medizinische oder klinische Abfälle, die vorher ansteckungsgefährliche Stoffe enthalten haben, medizinische oder klinische Abfälle, die der EAK-Nummer (auch AVV- oder Abfall-Nr. genannt) 18 01 041 oder 18 02 032 zugeordnet sind.

Es entfällt jedoch nicht die Pflicht,

- Stoffe der UN 3373 nach der Verpackungsanweisung P650 des ADR,
- Medizinische Proben nach den in 2.2.62.1.5.8 ADR beschriebenen Bedingungen

zu verpacken, zu beschriften und zu kennzeichnen.

Zur groben Orientierung kann folgende Einteilung dienen:
Risikogruppe 1 – entspricht im Gefahrgutrecht den freigestellten Proben
Risikogruppe 2 – entspricht im Gefahrgutrecht der Kategorie B
Risikogruppe 3 – entspricht im Gefahrgutrecht der Kategorie B
Risikogruppe 4 – entspricht im Gefahrgutrecht der Kategorie A

Weitere Zuordnungsmöglichkeiten

Über die vorgenannten Zuordnungen hinaus bestehen noch diverse Möglichkeiten von Freistellungen bzw. Zuordnungen, wenn die Proben den Kriterien für die Zuordnung zu einer anderen Gefahrklasse (1, 2, 3, 4.1, 4.2, 4.3, 5.1, 5.2, 6.1, 7, 8 und 9) des ADR entsprechen. Zum Beispiel sind genetisch veränderte Mikroorganismen, die nicht der Begriffsbestimmung für ansteckungsgefährliche Stoffe entsprechen, der Gefahrklasse 9 (UN 3245) zuzuordnen.

Nicht Klasse 6.2, dennoch Gefahrgut

Klassifizieren – d.h. entscheiden, ob eine Patientenprobe als „Freigestellte Probe", als „Biologische Stoffe, Kategorie B" oder als „Ansteckungsgefährliche Stoffe, Kategorie A" zu klassifizieren ist, sollte nur der behandelnde Arzt, denn nur er hat die nötigen Informationen über den potenziellen Erreger und das Infektionsrisiko. Dies gilt auch, wenn die beschriftete oder gekennzeichnete Außenverpackung durch ein Untersuchungslabor bereitgestellt wird. Beratung durch den Gefahrgutbeauftragten hinsichtlich der Einhaltung der Transportvorschriften (Verpackung etc.) ist dabei selbstverständlich empfehlenswert.

Verzeichnis der möglichen Eintragungen nach Tabelle A ADR:

Die folgende Tabelle *(ab S. 26)* enthält die Eintragungen für ansteckungsgefährliche Stoffe beschränkt auf Transporte nach P620, P621, P622 und P650 ADR (ohne Verpackungsvorschriften für Großpackmittel (IBC) und Großverpackungen (LP) bei UN 3291 sowie ohne Angaben zur Tankbeförderung, da medizinische Proben und Abfälle praktisch nicht in Großpackmitteln (IBC), Großverpackungen oder Tanks befördert werden).

Da in dieser Broschüre auch auf Luftpostversand eingegangen wird, werden die entsprechenden Angaben in der Tabelle zusätzlich aufgeführt.

UN-Nummer	Benennung und Beschreibung	Klasse	Klassifizierungs-code	Verpackungsgruppe	Gefahrzettel	Sondervorschriften	Begrenzte und freigestellte Mengen		Verpackungen			Beförderungskate-gorie (Tunnelbe-schränkungscode)	Sondervorschriften für die Beförderung					Nummer zur Kenn-zeichnung der Gefahr
	3.1.2	2.2	2.2	2.1.1.3	5.2.2	3.3	3.4/3.5.1.2	3.5.1.2	4.1.4	4.1.4	4.1.10	1.1.3.6 (8.6)	7.2.4	7.3.3	7.5.11	8.5	5.3.2.3	
(1)	(2)	(3a)	(3b)	(4)	(5)	(6)	(7a)	(7b)	(8)	(9a)	(9b)	(15)	(16)	(17)	(18)	(19)	(20)	
2814	ANSTECKUNGSGE-FÄHRLICHER STOFF, GEFÄHRLICH FÜR MENSCHEN	6.2	I1	(Luftpost nicht zulässig*)	6.2	318	0	E0	P620		MP5	0 (-)			CV13 CV25 CV26 CV28	S3 S9 S15	
2814	ANSTECKUNGSGE-FÄHRLICHER STOFF, GEFÄHRLICH FÜR MENSCHEN, in tief-gekühlt verflüssigtem Stickstoff	6.2	I1	(Luftpost nicht zulässig*)	6.2 + 2.2	318	0	E0	P620		MP5	0 (E)			CV13 CV25 CV26 CV28	S3 S9 S15	
2814	ANSTECKUNGSGE-FÄHRLICHER STOFF, GEFÄHRLICH FÜR MENSCHEN (nur tierische Stoffe)	6.2	I1	(Luftpost nicht zulässig*)	6.2	318	0	E0	P620		MP5	0 (E)			CV13 CV25 CV26 CV28	S3 S9 S15	606
2900	ANSTECKUNGSGE-FÄHRLICHER STOFF, nur GEFÄHRLICH FÜR TIERE	6.2	I2	(Luftpost nicht zulässig*)	6.2	318	0	E0	P620		MP5	0 (-)			CV13 CV25 CV26 CV28	S3 S9 S15	
2900	ANSTECKUNGSGE-FÄHRLICHER STOFF, nur GEFÄHRLICH FÜR TIERE, in tief-gekühlt verflüssigtem Stickstoff	6.2	I2	(Luftpost nicht zulässig*)	6.2 + 2.2	318	0	E0	P620		MP5	0 (E)			CV13 CV25 CV26 CV28	S3 S9 S15	
2900	ANSTECKUNGSGE-FÄHRLICHER STOFF, nur GEFÄHRLICH	6.2	I2	(Luftpost nicht zulässig*)	6.2	318	0	E0	P620		MP5	0 (E)			CV13 CV25 CV26	S3 S9 S15	606

UN-Nr.	Benennung und Beschreibung	Klasse	Klassifizierungscode	Gefahrzettel	Sondervorschriften	Begrenzte Mengen	Freigestellte Mengen	Verpackung	MP	Tank	Fahrzeug	CV	Beförderung (S)	Sondervorschr.
	...FIZIERT, N.A.G. oder (BIO)MEDIZINISCHER ABFALL, N.A.G. oder UNTER DIE VORSCHRIFTEN FALLENDER MEDIZINISCHER ABFALL, N.A.G.							LP621				CV28		
3291	KLINISCHER ABFALL UNSPEZIFIZIERT, N.A.G. oder (BIO) MEDIZINISCHER ABFALL, N.A.G. oder UNTER DIE VORSCHRIFTEN FALLENDER MEDIZINISCHER ABFALL, N.A.G., in tiefgekühlt verflüssigtem Stickstoff	6.2	I3	6.2 + 2.2	565	0	E0	P621 IBC620 LP621	MP6	2 (-)	V1	CV13 CV25 CV28	S3	
3373	BIOLOGISCHER STOFF, KATEGORIE B	6.2	I4	6.2	319*)	0	E0	P650		- (-)			S3	606
3373	BIOLOGISCHER STOFF, KATEGORIE B (nur tierische Stoffe)	6.2	I4	6.2	319*)	0	E0	P650		- (-)			S3	606
	Luftverkehr (Luftpost***)	6.2	II	6.2				PI650**						
3549	MEDIZINISCHE ABFÄLLE, KATEGORIE A, GEFÄHRLICH FÜR MENSCHEN, fest oder MEDIZINISCHE ABFÄLLE, KATEGORIE A, nur GEFÄHRLICH FÜR TIERE, fest	6.2	I3	6.2	395	0	E0	P622 LP622	MP2	0 (-)	V1	CV13 CV25 CV26 CV28	S3 S9 S15	

*) Die Sondervorschrift begründet unter bestimmten Voraussetzungen eine Freistellung von den Gefahrgutvorschriften (vgl. S. 33)

**) Verpackungsvorschrift „PI650 IATA-DGR"

***) Gilt für beide Einträge der UN 3373

3   Versandvorbereitung

Die genauen Anforderungen an Verpackung, Markierung und Kennzeichnung (Bezettelung) der Versandstücke sowie an die erforderliche Dokumentation wie auch die Bedingungen bei der Übergabe (Verladung) der Versandstücke an den Fahrer richten sich nach der vorangegangenen Einstufung des Transportgutes, also seiner UN-Nummer.

Generell gilt bei der Beförderung infektiöser Stoffe:

- Die Verpackung muss dreiteilig aufgebaut sein und aus einer Innen(Primär-), Zwischen(Sekundär-) und Außenverpackung zusammen mit genügend Aufsaugmaterial für den gesamten Inhalt und Polstermaterial bestehen.
- Alle Verpackungsmaterialien müssen von guter Qualität und geeignet für den Inhalt sein.
- Die Primärgefäße sind vor Zerbrechen oder Durchstoßen zu schützen, so dass bei normalen Beförderungsbedingungen kein Inhalt in die Sekundärverpackung austreten kann.
- Das Versandstück muss den Belastungen eines normalen Transports standhalten.
- Auf der Außenseite eines Versandstücks dürfen keine Rückstände gefährlicher Güter anhaften.
- Die Außenseite des Versandstücks muss bestimmte Angaben enthalten, abhängig von der Einstufung des Inhalts. Dazu muss wenigstens eine Außenfläche mindestens 100 mm x 100 mm groß sein.

Seitliche Randangaben:
4.1.1 ADR
2.2.62.1.5.8 ADR
2.2.62.1.5.9 ADR
1.3 ADR
1.10 ADR

> Eine Probe mit infektiösen Stoffen darf nur mit Kühlmitteln wie Trockeneis oder Mitteln zur Konservierung oder der Lebenserhaltung der Organismen wie Formaldehyd oder Alkohol in einem Versandstück zusammengepackt werden! Keinesfalls dürfen sich andere Materialien, Vorräte oder Gegenstände darin befinden.
>
> Sofern sich die Probe in einer dreiteiligen Verpackung befindet und diese vollständig markiert und gekennzeichnet ist, darf das Versandstück hingegen mit anderen verpackten Gütern in einer sogenannten Umverpackung versendet werden. Die Umverpackung, z.B. ein größerer Karton oder eine Kiste, muss dann genauso markiert und gekennzeichnet werden wie das Versandstück mit der Probe und der zusätzlichen Aufschrift „Umverpackung" oder „Overpack".

- Manche Zusätze, die zur Konservierung oder als Nährflüssigkeit dienen, erfüllen ebenfalls die Kriterien für Gefahrgüter. Deshalb müssen die Verpackungen darüber hinaus für diese Inhalte geeignet sein.
- Nur unterwiesene Personen dürfen den Versand infektiöser Stoffe vorbereiten und durchführen.
- Versandstücke dürfen nur nach einer Identitätsprüfung übergeben werden.

3.1 UN 2814 und UN 2900 – Ansteckungsgefährliche Stoffe der Kategorie A

Bei der Probenentnahme wie auch bei der weiteren Handhabung einschließlich aller Handlungen für die Versandvorbereitung sind strengste Hygiene- und Vorsichtsmaßnahmen einzuhalten.

M315

> Alle Materialien, die während des Entnahme- und Verpackungsvorganges benutzt wurden, können ebenfalls kontaminiert sein. Damit sind sie genauso zu behandeln und gemäß Gefahrgutvorschriften zu versenden wie die Probe selbst!

Verpackungsanforderungen

Das Versandstück muss der Verpackungsanweisung P620 des ADR entsprechen, das bedeutet unter anderem:

- Die Probe befindet sich in einem flüssigkeitsdichten Primärgefäß, wie beispielsweise Probenbehälter, Blutröhrchen, Pipetten, Küvetten usw.
- Ein oder mehrere Primärgefäße werden zusammen mit geeignetem Aufsaugmaterial in eine flüssigkeitsdichte Sekundärverpackung eingepackt. Außerdem dürfen die Primärgefäße in der Sekundärverpackung sich weder berühren noch innerhalb der Sekundärverpackung bewegen.
- Die Sekundärverpackung wird zusammen mit einer Liste des Inhalts in eine Außenverpackung eingefügt, die gemäß UN-Vorschriften zum Bau von Verpackungen für infektiöse Stoffe geprüft und zugelassen wurde. Solche Verpackungen werden von speziellen Herstellern angeboten und enthalten eine besondere Markierung auf der Außenseite, die UN-Spezifikation.

Die Herstelleranweisungen zur Benutzung der Verpackungen sind als Bestandteil der Verpackungszulassung strikt einzuhalten!

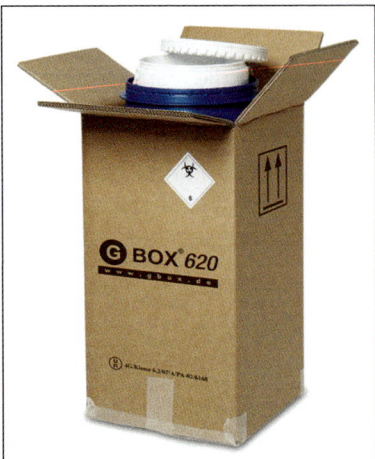

5.1.1 - 5.1.2
ADR
5.2.1 ADR

Auf der Außenseite des Versandstücks müssen folgende Informationen aufgebracht sein:

- UN-Nummer: UN 2814 oder UN 2900, wie zutreffend
- Gefahrzettel 6.2
- UN-Zulassungsmarkierung der Verpackung (vom Hersteller aufgedruckt)

GBOX Gefahrgutverpackungen
(Alex Breuer GmbH, Köln)

Manche Hersteller bieten ihre Verpackungen mit vorgedruckten Informationen an. So stellen Sie sicher, dass weitere Vorgaben an die Markierung und Kennzeichnung eingehalten sind, zum Beispiel Größenanforderungen.

Beförderungspapier

5.4.1 ADR
5.4.1.2.4
ADR

Das notwendige Beförderungspapier muss folgende Angaben enthalten:

- „UN 2814" oder „UN 2900", wie zutreffend als UN-Nummer
- „Ansteckungsgefährlicher Stoff, gefährlich für Menschen" oder „Ansteckungsgefährlicher Stoff, nur gefährlich für Tiere", als zutreffende offizielle Benennung für die Beförderung
- „6.2" als Nummer des Gefahrzettels
- Anzahl und Beschreibung der Versandstücke
- Gesamtmenge des infektiösen Materials
- Vollständiger Name und Anschrift des Absenders und Empfängers
- Name und Telefonnummer einer verantwortlichen Person
- Hinweis auf Sondervorschriften, sofern zutreffend. Zum Beispiel „Beförderung nach Absatz 1.1.4.2.1" auf dem Weg zum Hafen oder Flughafen bei Nutzung des See- oder Luftverkehrs.

> Das Beförderungspapier unterliegt keiner Form, die Reihenfolge der Angaben ist aber verbindlich. Es kann eine elektronische Ausführung genutzt werden, sofern jederzeit ein Ausdruck möglich ist. Meist schreiben die Transportdienstleister die Eingabe der Daten in ihre EDV-Systeme vor, um ein Beförderungspapier zu erzeugen. Speichern Sie das ausgefüllte Formular auch für Ihre Ablage ab.

Infektiologie / Gefahrgut	Übertragbare Krankheiten	04/2016
		Version Nr.
	Mit hoher Ansteckungsrate: Anhang Gefahrgut	Seite:

Anlage | Versand-Checkliste | Empfänger

Anlage   Versand- Checkliste / - Auftrag

Name(Auftraggeber): _____   (Name und Adresse
☎: _____   des Transportdienstleisters)

Gefahrguttransport der Klasse 6.2 GGVSEB/ADR   24 Stunden Hotline

Adressangaben:

Absender: _____	Empfänger: _____
Ansprechpartner: _____	Ansprechpartner: _____
Abteilung: _____	Abteilung: _____
PLZ: Ort: _____	PLZ: Ort: _____
☎ mit Durchwahl: _____	☎ mit Durchwahl: _____

Inhalt: UN 2814 Ansteckungsgefährlicher Stoff, gefährlich für Menschen
Blut ☐   Serum: ☐   Sonstiges: ☐ _____
Anzahl Röhrchen: _____   Angabe ml pro Röhrchen: _____
Infektiös   nicht infektiös ☐   Diagnostic Specimen ☐
                   Art der Infektion: _____
                   Risikogruppe: _____

Verpackung:
Innenverpackung **   liegt vor ☐   soll gestellt werden ☐
Außenverpackung   liegt vor ☐   soll gestellt werden ☐
**Bei infektiösen Sendungen muß in einer Verpackung gem. P 620, verschickt werden.

Versandtemperatur:
Raumtemperatur ☐ Gelpacks (2°c - 8°c) ☐ Trockeneis ☐ Flüssigstickstoff ☐
Kühlmaterial: liegt vor ☐   soll gestellt werden ☐

Zusatzdokumentation für infektiöse Sendungen:
Beförderungsschein (ADR)   liegt vor ☐ soll gestellt werden ☐
Hilfestellung bei der Erstellung der Dokumentationen soweit vom Gesetzgeber zugelassen ja ☐   nein ☐
Wer unterschreibt den Beförderungsschein? _____
Ansprechpartner, Titel & ☎ im Notfall (24 h) Name: _____   Titel: _____
☎: _____

Zeitangaben:
Wann kann der Kurierdienst die Sendung übernehmen?   Datum: _____ Uhrzeit: _____
Wann muß die Sendung spätestens ausgeliefert werden? Datum: _____ Uhrzeit: _____

Muster für eine Versand-Checkliste

Als Beförderungspapier kann z.B. auch eine Versand-Checkliste dienen. Diese muss dann aber alle geforderten Einträge *(vgl. Seite 30)* enthalten.

Sicherungsplan

Infektiöse Stoffe der UN 2814, UN 2900 und UN 3549 gehören zu den gefährlichen Gütern mit hohem Gefahrenpotential nach Kapitel 1.10 ADR. Das sind Gefahrgüter, die für einen gefährlichen Eingriff missbraucht werden könnten, z.B. für einen terroristischen Anschlag. Daher müssen die betroffenen Unternehmen über einen Sicherungsplan verfügen. Die darin beschriebenen Maßnahmen und Verfahren sollen bei der Transportvorbereitung und während des Transports die Proben vor unbefugtem Zugriff schützen.

Darüber hinaus gelten weitere Anforderungen für die Beförderung *(siehe Kapitel 4)*.

Generell gilt:

✓ Nur qualifizierte Transportdienstleister beauftragen. Als Anhaltspunkt dienen Zertifizierungen nach DIN EN ISO 9001:2015-11 und DIN EN ISO 12798:2007-08.

✓ Konkrete Einzelheiten des Transports mit Transportdienstleister und Empfänger abstimmen.

✓ Maßnahmen und Verfahren des Sicherungsplanes einhalten.

✓ Dreiteiliger Aufbau der Verpackung mit flüssigkeitsdichter Primär- und Sekundärverpackung sowie zugelassener Außenverpackung, geeignetem Aufsaugmaterial und Liste des Inhalts.

✓ Gebrauchsanweisungen des Herstellers für die Verpackungsmaterialien beachten.

✓ Markierung und Kennzeichnung des Versandstücks sowie Beförderungspapier entsprechend der Vorschriften fertigstellen.

✓ Vor Übergabe der Sendung Identität des Fahrers bestätigen.

✓ Weitere Dokumente wie ADR-Schein und Ausrüstung des Fahrzeugs prüfen. Dabei obendrein die Kennzeichnung des Fahrzeugs beachten *(siehe Kapitel 4)*.

✓ Nur geschultes oder unterwiesenes Personal einsetzen.

- Anforderungsschein getrennt vom Probenmaterial transportieren, da sonst Kontaminationsgefahr bei Materialaustritt besteht.
- Benutzen Sie Checklisten, um alle Anforderungen vollständig zu erfüllen und nichts zu übersehen.
- Umfassende Informationen zum Transport solcher Proben vermittelt das Robert Koch-Institut, beispielsweise über seine Website www.rki.de.

3.2 UN 3291 – Ansteckungsgefährliche Abfälle

Ansteckungsgefährliche Abfälle der UN 3291 werden gemäß Verpackungsanweisung P621 verpackt. *(siehe Kapitel 8 „Medizinische und klinische Abfälle")*

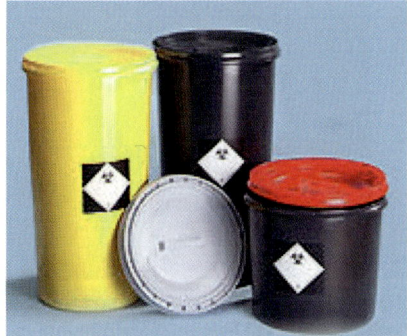 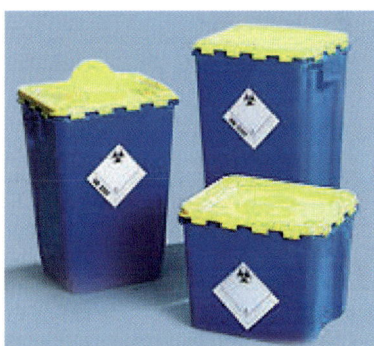

PP-Kunststoffbehälter (Abbildungen: Fa. Richter & Hess Verpackungen)

3.3 UN 3373 – Biologischer Stoff, Kategorie B

Verpackungsanforderungen

Biologische Stoffe der Kategorie B unterliegen nur den Anforderungen der Verpackungsanweisung P650. Es gelten die allgemeinen Anforderungen an die Verpackung und vereinfachte Regeln zur Markierung und Kennzeichnung der Versandstücke. Jedoch entfallen die übrigen Dokumentations- und Beförderungsvorschriften.

> Allen Personen müssen klare Anweisungen über die Anforderungen zur Verpackung und die Anwendung aller Verpackungsmaterialien zur Verfügung gestellt werden. Dies gilt auch dann, wenn Sie Patienten Probenentnahmesets für die selbstständige Probenentnahme zur Verfügung stellen.

Das Versandstück besteht wiederum aus den drei Komponenten: flüssigkeits- oder staubdichter Primär- und Sekundärverpackung und einer Außenverpackung. Im Gegensatz zu den Außenverpackungen der Kategorie A können für die Kategorie B gleichwohl Außenverpackungen ohne UN-Spezifikation des Herstellers genutzt werden. Entweder die Sekundär- oder die Außenverpackung muss aus starrem Material bestehen.

Eine oder mehrere Primärgefäße werden mit ausreichend Aufsaugmaterial für den gesamten Inhalt so in eine Sekundärverpackung gesteckt, dass sie sich weder unmittelbar berühren noch darin bewegen können.

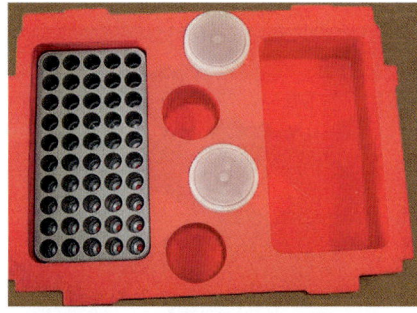 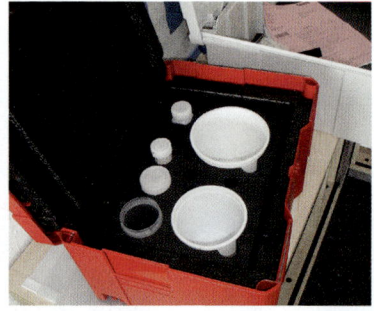

Besonders für Schnellschnitte oder OP-Präparate, die zur Befundung in die Pathologie befördert werden müssen, gibt es noch keine industriell hergestellten Lösungen. Derzeit entwickelt eine Herstellerfirma anwendbare Lösungsvorschläge für die Praxis. Die Abbildung zeigt den Prototyp einer Einlage für einen bestimmten Behälter. (Abbildungen: Fa. Tanos)

Das Versandstück muss eine Fallprüfung aus 1,2 m Höhe bestehen, bei der kein Inhalt in die Sekundärverpackung gelangen darf.

Ein Versandstück wird auf seinem Weg zum Empfänger durch einen Transportdienstleister oft mehrfach umgeschlagen und abgefertigt. Das Versandstück muss also nicht nur den Belastungen wie Vibrationen, Klima- oder Druckänderungen durch die Beförderung selbst, sondern auch Beanspruchungen durch die Handhabung widerstehen. Dabei darf der Inhalt in der Verpackung nicht beschädigt werden oder gar austreten.

Das Versandstück wird mit den Informationen „UN 3373" innerhalb eines auf der Spitze stehenden Quadrats und der offiziellen Benennung „Biologischer Stoff, Kategorie B" versehen.

Nutzen Sie hierfür Verpackungen mit vorgedruckten Angaben, um weitere Vorgaben an die Markierung und Kennzeichnung einzuhalten. So gelten zum Beispiel Größenanforderungen an die Schriftgröße oder besondere Vorschriften zur Ausgestaltung der Raute.

Beispiele für Außenverpackungen nach P650 ADR und PI650 IATA-DGR:

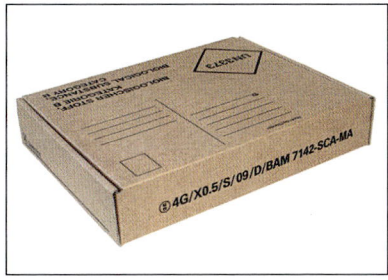 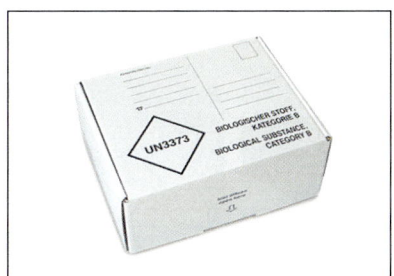

Post Box mit bzw. ohne Innenfixierung (Abbildungen: Fa. Sarstedt AG und Co.)

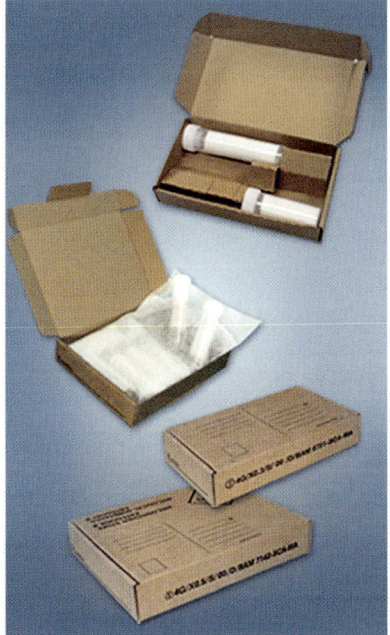 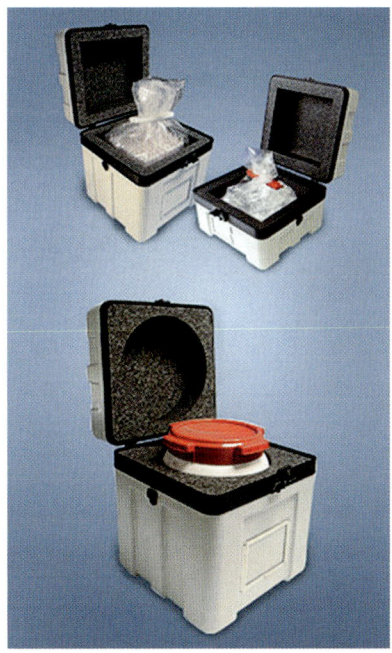

Postboxen als Außenverpackung, (Abbildung: Fa. Sarstedt AG und Co.)

PE-Kreuzbodenbeutel oder Weithalsfass mit Saugeinlagen als Sekundärverpackung in Außenverpackung, (Abbildung: Fa. Sarstedt AG und Co.)

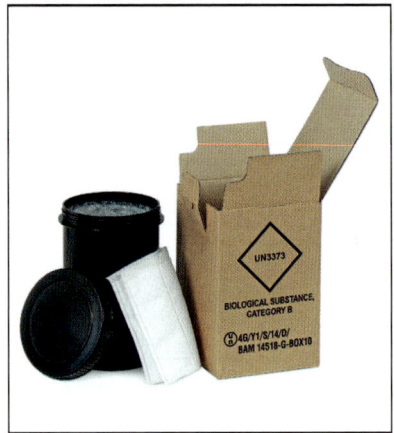

Besonders geeignet für den Postversand von Glasröhrchen (Abbildung: Fa. Alex Breuer GmbH)

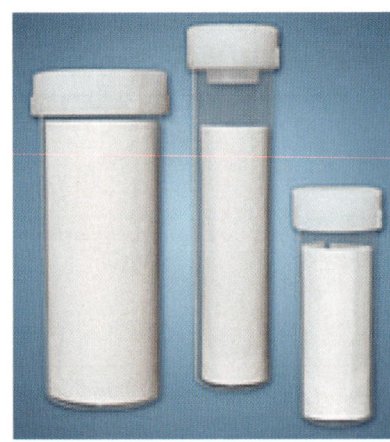

Starre Sekundärverpackung mit Saugeinlage für den Postversand (Abbildung: Fa. Sarstedt AG und Co.)

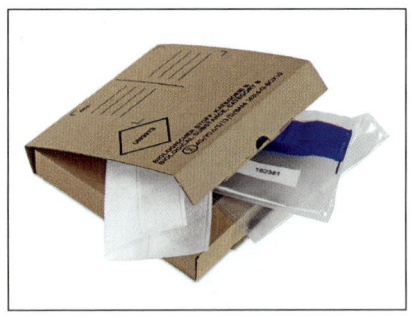

Flexible Sekundärverpackung mit saugfähiger Einlage und starre Außenverpackung für den Postversand (Abbildung: Fa. Alex Breuer GmbH)

3.4 Freigestellte medizinische oder veterinärmedizinische Proben und gebrauchte medizinische Instrumente oder Geräte

Freigestellte medizinische oder veterinärmedizinische Proben

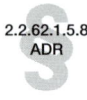

2.2.62.1.5.8
ADR

Als freigestellte medizinische oder veterinärmedizinische Proben können solche Stoffe versendet werden, bei denen es unwahrscheinlich ist, dass bei Menschen oder Tieren eine Krankheit hervorgerufen werden kann. Die für den Probenversand sehr beliebte

Methode birgt in der praktischen Umsetzung einige Tücken, denn sie setzt eine umfassende Anamnese bei der Probenentnahme voraus.

Das Verfahren bezieht sich auf Schwangerschaftstests, Blutzuckertests, Drogentests usw.

Verpackungsanforderungen

Der Versand kann stattfinden, sofern die allgemeinen Bedingungen für die Verpackung eingehalten sind. Es handelt sich u.a. wieder um eine dreiteilige Verpackung mit flüssigkeitsdichter Primär- und Sekundärverpackung, ausreichend fester Außenverpackung sowie Aufsaug- und Polstermaterial.

Das Versandstück muss je nach Inhalt die Aufschrift „Freigestellte medizinische Probe" oder „Freigestellte veterinärmedizinische Probe" tragen.

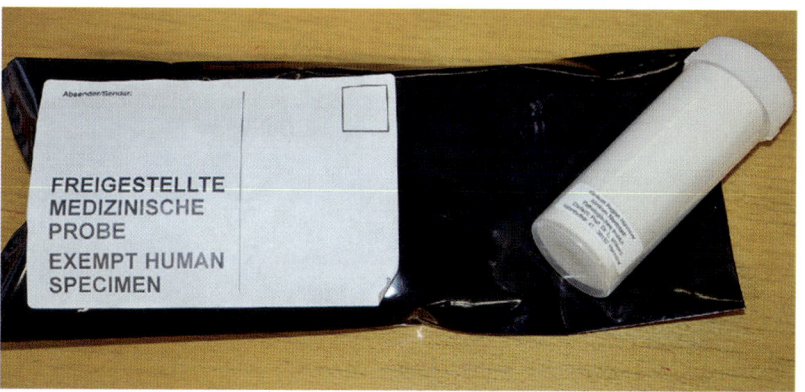

Verpackung für freigestellte medizinische Proben

Sofern der Patient nicht mit einem Krankheitserreger infiziert ist, der den Kriterien für UN 2814 oder UN 3373 entspricht, gelten amputierte Gliedmaßen nicht als Gefahrgut. Dennoch sollte aus hygienischen und ethischen Gründen eine angemessene Verpackung für den Transport verwendet werden. Dabei stellen die Verpackungsanforderungen der Gefahrgutvorschriften eine gute Orientierungshilfe dar.

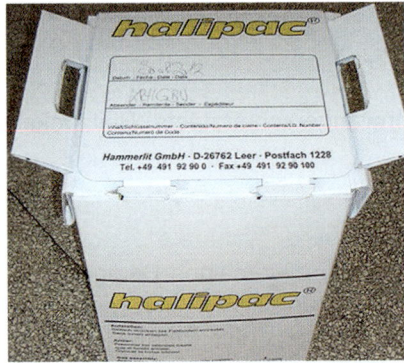

Amputat-Kiste zum einmaligen Ge-brauch

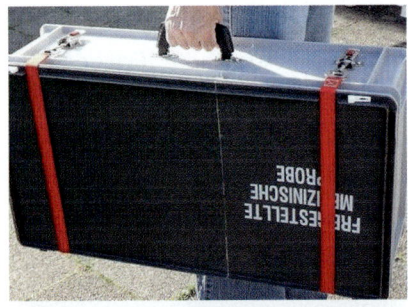

Amputat-Transportbehälter zum mehr-maligen Gebrauch

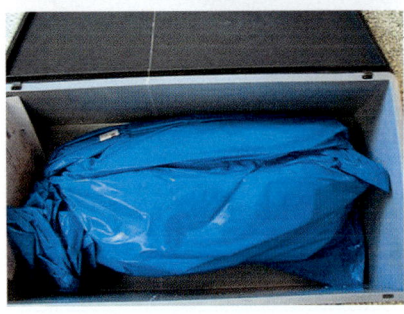

Inhalt: ordentlich verpackte Körperteile mit Saugeinlage im reißfesten Plastik-sack mit Begleitschein

Medizinische Instrumente oder Geräte

Verpackungsanforderungen

2.2.62.1.5.9
ADR

Kontaminierte Geräte oder Instrumente dürfen ebenfalls unter be-stimmten Voraussetzungen in einem stark erleichterten Verfahren zur Desinfektion, Sterilisation oder Reinigung, zur Reparatur oder Be-urteilung des Gerätes bzw. Instrumentes verschickt werden. Zusätz-lich zu den Anforderungen für freigestellte Proben muss das Versandstück einen Falltest aus 1,2 m Höhe bestehen, ohne dass der Inhalt austritt. Die Verpackungen müssen bruch- und durchstoßsicher sein, brauchen aber keinen dreiteiligen Aufbau.

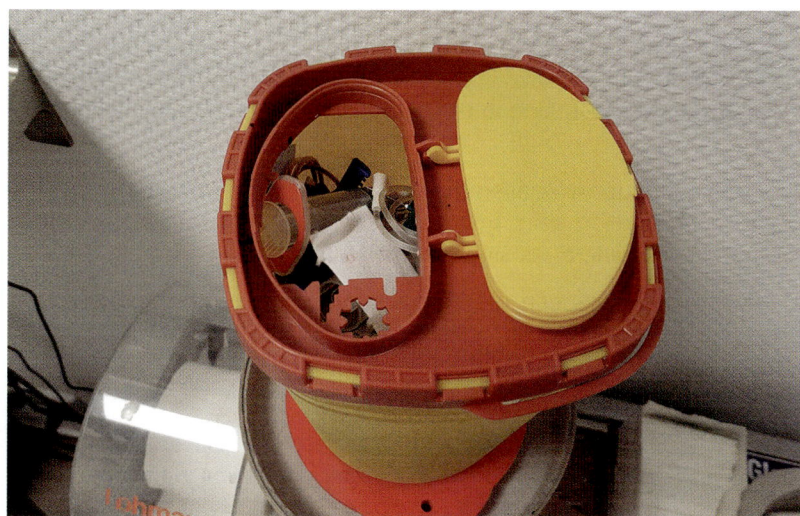

Dieser Sammelbehälter für Abfälle eignet sich mit der richtigen Aufschrift auch zum Transport gebrauchter medizinischer Geräte.

Das Versandstück erhält dann die passende Aufschrift „Gebrauchtes medizinisches Gerät" oder „Gebrauchtes medizinisches Instrument".

Die Bezeichnung ist irreführend, denn sowohl für freigestellte (veterinär)medizinische Proben als auch gebrauchte Geräte und Instrumente sind durchaus einige Anforderungen aus dem Gefahrgutrecht an die Verpackung sowie Markierung und Kennzeichnung einzuhalten. Im Unterschied dazu unterliegen u.a. folgende Inhalte gar nicht dem Gefahrgutrecht *(siehe Kapitel 2 „Klassifizierung"):*

- Gewebe oder Organe, die zur Transplantation bestimmt sind.
- Blut oder Blutbestandteile für Zwecke der Transfusion oder Zubereitung von Blutprodukten.
- Stoffe mit neutralisierten oder deaktivierten Krankheitserregern, z.B. Impfstoffe.
- Geräte ohne freie Flüssigkeit.
- Getrocknetes Blut, Proben mit nicht-pathogenen Organismen, usw.

3.5 Zusätzliche Inhalte, z.B. Kühlmittel beim Transport

§ 5.5.3 ADR

Manche Proben müssen während des Transports gekühlt werden. Dann kommen tiefgekühlter Stickstoff oder gefrorenes Kohlendioxid (Trockeneis) zum Einsatz. Da es sich auch bei den Kühlmitteln um Gefahrgüter handelt, sind entsprechende Vorschriften zu berücksichtigen.

Alle Verpackungsmaterialien müssen den tiefen Temperaturen gegenüber unempfindlich sein. Insbesondere bei Kunststoffverpackungen besteht die Gefahr, dass sie verspröden und dadurch brechen.

Darüber hinaus müssen die Verpackungen innerhalb der Außenverpackung gesichert werden. Sie dürfen sich selbst dann nicht bewegen, wenn ein Teil des Kühlmittels verbraucht und damit freigesetzt wurde.

§ 5.2.2.1.10 ADR

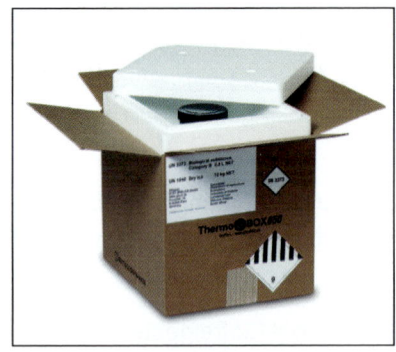

Verpackung nach P620 für den gekühlten Transport (Abbildung: Fa. Alex Breuer GmbH)

Bei flüssigem Stickstoff als Kühlmittel darf keine Flüssigkeit austreten. Das Versandstück muss gegebenenfalls mit Ausrichtungspfeilen versehen werden.

Bei Trockeneis als Kühlmittel muss die Außenverpackung durchlässig sein, damit entstehendes gasförmiges Kohlendioxid entweichen kann und sich kein Überdruck innerhalb der Verpackung aufbaut.

Die Versandstücke erhalten die ergänzende Aufschrift „Stickstoff, tiefgekühlt, flüssig, als Kühlmittel" bzw. „Kohlendioxid, fest (Trockeneis) als Kühlmittel", je nach Inhalt. Auf einem Versandstück mit tiefgekühltem Stickstoff erfolgt zudem die Kennzeichnung mit dem Gefahrzettel 2.2 anstelle des Gefahrzettels 9.

Zur Dokumentation ist auf dem Beförderungspapier auf das Kühlmittel hinzuweisen. Sofern kein Beförderungspapier erstellt wird, kann ein anderes Dokument, wie beispielsweise Frachtbrief, Ladeliste oder Ähnliches, die Information enthalten.

Dabei ist folgende Formulierung zu verwenden:

- Bei flüssigem Stickstoff: „UN 1977 Stickstoff, tiefgekühlt, flüssig, als Kühlmittel"
- Bei Trockeneis: „UN 1845 Kohlendioxid, fest (Trockeneis) als Kühlmittel"

Für die Konservierung oder Lebenserhaltung befinden sich in manchen Proben andere Zusätze, die gleichfalls unter die Gefahrgutvorschriften fallen. Es handelt sich um Stoffe wie Alkohol, Formaldehyd oder andere. In einen Primärbehälter dürfen maximal 30 ml derartiger Zusätze eingefüllt werden. Dann gelten für sie keine gesonderten Vorschriften. In diesem Fall sind die Zusätze auch nicht näher zu deklarieren.

P620 ADR
P650 ADR

4   Anforderungen an die Beförderung

5.3.2 ADR
8.1 ADR
8.3 ADR

Nicht nur das Versandstück, auch das Fahrzeug ist unter bestimmten Umständen als Gefahrguttransport zu kennzeichnen, nämlich mit orangefarbenen Tafeln. Sie sind in der vorgeschriebenen Ausführung jeweils vorn und hinten an der Beförderungseinheit anzubringen.

Die Fahrer der kennzeichnungspflichtigen Transporte mit infektiösen Stoffen der UN 2814 oder UN 2900 müssen einen gültigen ADR-Schein besitzen und außer dem Beförderungspapier weitere Dokumente mitführen, wie die „schriftlichen Weisungen" und einen Lichtbildausweis.

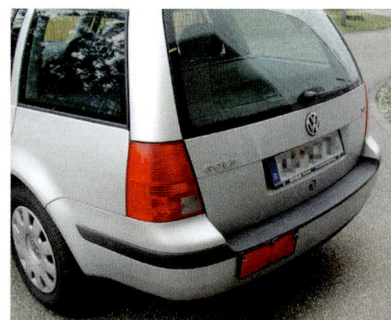

Fahrzeug mit verkleinerter „Warntafel"

Im Fahrzeug muss sich zusätzlich zu einer Mindestanzahl an Feuerlöschern bestimmte weitere Ausrüstung befinden:

- Zwei Warnzeichen, z.B. Kegel, Blinkleuchten oder Warndreiecke
- Unterlegkeil für jedes Fahrzeug
- Augenspülflüssigkeit

und für jedes Besatzungsmitglied:

- Warnweste
- Taschenlampe, nicht aus Metall
- Schutzhandschuhe
- Augenschutz

Bei der Übergabe, der Verladung des Versandstücks sind die Verfahren des Sicherungsplans einzuhalten. Eine Sicherungsmaßnahme besteht darin, die Identität des Fahrers anhand eines Lichtbildausweises festzustellen.

Außerdem gelten folgende Regeln:

- ✓ Rauchverbot.
- ✓ Mitnahme anderer Fahrgäste ist verboten.

✓ Motor abstellen.
✓ Fahrzeug mit Feststellbremse oder Unterlegkeil sichern.
✓ Ladefläche muss sauber und frei von Rückständen oder An-
  haftungen sein. Es dürfen keine scharfen Kanten oder sonstige
  Umstände dazu führen, dass Versandstücke bei der Verladung
  beschädigt werden.
✓ Nur vollständige, verschlossene und unbeschädigte Versandstü-
  cke verladen.
✓ Versandstücke nicht öffnen.
✓ Zusammenladeverbote beachten.
✓ Ladung sichern.

Bei der Beförderung infektiöser Stoffe der Kategorie B oder freigestellter Versandstücke braucht der Fahrer keinen ADR-Schein, sondern nur eine tätigkeitsbezogene Unterweisung. Für diese Sendungen finden die übrigen Vorschriften des ADR zur Kennzeichnung und
Ausrüstung des Fahrzeugs keine Anwendung.

Unabhängig davon muss aber ein Erstickungswarnkennzeichen an allen Zugängen zum Fahrzeug angebracht werden, wenn die Sendung
Trockeneis zur Kühlung der Probe enthält und eine Gefährdungsana-
lyse für den konkreten Transport ergibt, dass eine Erstickungsgefahr
besteht für den Fahrer oder andere Personen, die das Fahrzeug öffnen oder betreten. Es muss an gut sichtbarer Stelle angebracht sein
und darf erst entfernt werden, wenn das Fahrzeug entladen und/oder
ausreichend belüftet wurde.

5.5.3 ADR

5   Ladungssicherung

5.1   Allgemeine Vorschriften

Zuverlässig gesicherte Ladung ist eine der wichtigsten Voraussetzungen für einen schadensfreien Transport. Dies gilt nicht nur für Labortransporte, sondern auch für Essenswagen, Sterilwagen, Wäschewagen, Apothekenwagen... Deshalb stellen verschiedene Rechtsvorschriften dafür eindeutige Anforderungen: die Straßenverkehrs-Ordnung (StVO), das Handelsgesetzbuch (HGB) und das Ordnungswidrigkeitengesetz (OWiG).

Fundstellen in Rechtstexten

- StVO: § 22 Ladung
- HGB: § 411 Verpackung, Kennzeichnung/§ 412 Verladen und Entladen
- OWiG: § 9 Handeln für einen anderen/§ 130 Aufsichtspflicht

Auch wenn Stoffe bzw. Versandstücke in Übereinstimmung mit der Verpackungsanweisung P650 verpackt bzw. gekennzeichnet sind und deshalb keinen weiteren Vorschriften des ADR unterliegen, gelten dennoch die Vorschriften der Ladungssicherung.

Oftmals werden große Mengen an UN 3373 zur Untersuchung in ein Zentrallabor, eine Mikrobiologie oder zur zentralen Pathologie transportiert. Niedergelassene Ärzte und kleinere Kliniken beauftragen in der Regel hierfür externe Transportdienstleister. In großen Klinikverbünden ist es von Vorteil, einen eigenen Transportdienst für diese sensiblen Stoffe zu haben. Mit geschultem und ortskundigem Personal verläuft der Transport zeitnah und sicher. In jedem Fall sollten die Fahrer im Umgang mit ansteckungsgefährlichen Materialien gut geschult sein und die Hygienevorschriften beachten.

Es ist leider noch nicht hinreichend bekannt, dass nicht nur Fahrzeugführer für eine ordnungsgemäße Verstauung der Ladung verantwortlich sind, sondern alle am Prozess Beteiligten. Zu einer

Wer ist verantwortlich?

sicheren Transportkette gehören Absender, Verlader, Beförderer und Fahrer. Wichtig dabei ist: Unwissenheit schützt nicht vor Strafe (OWiG).

Aber **auch die Empfänger** von gefährlichen Gütern (z.B. Gase oder Benzin für die Notstromaggregate) sollten gelegentliche STICHPRO-BENKONTROLLEN machen und diese schriftlich dokumentieren. Diese Dokumente können von den zuständigen Behörden angefordert und geprüft werden.

Auch zur Ladungssicherung sind die beteiligten Personen zu schulen bzw. zu unterweisen *(siehe Kapitel 1.3 Verantwortlichkeiten, Schulungen/Unterweisungen)*.

5.2 Beispiele und Hinweise für die praktische Umsetzung der Ladungssicherungsanforderungen

Es empfiehlt sich, nach einer Checkliste vorzugehen. Mit der auf Seite 47 dargestellten Variante können Sie in 3 Minuten eine kurze Überprüfung machen.

Heben Sie die Unterlage nach dem Ausfüllen unbedingt 5 Jahre auf!

Im täglichen Ablauf ist es empfehlenswert, sich für **eine** Behältergröße zu entscheiden. Dies ermöglicht ein einfaches Rotationssystem.

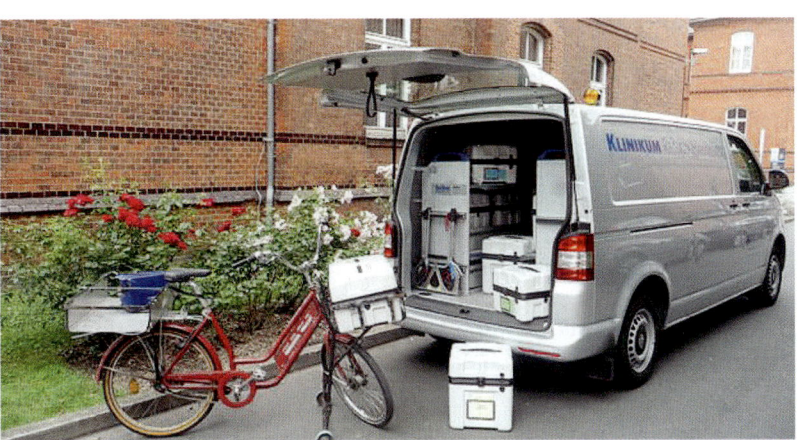

Klinikum Hannover – Nordstadtkrankenhaus: Transportfahrrad und Transportfahrzeug auf dem Gelände des Klinikums

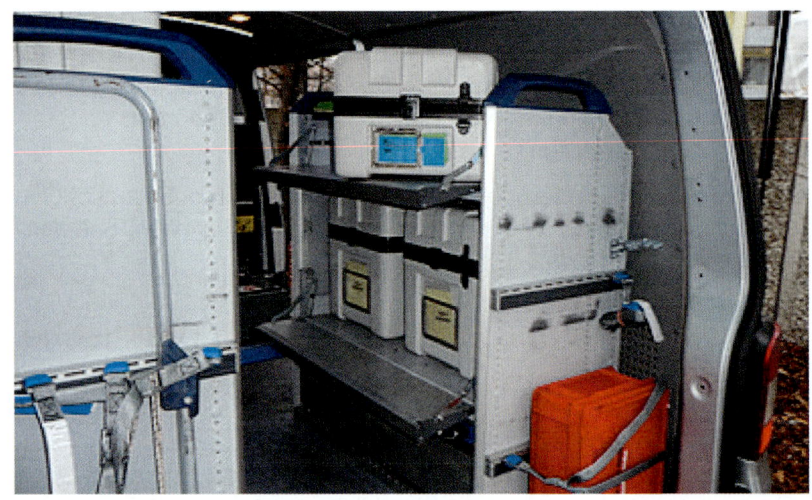

Ausstattung eines Lieferwagens mit Regalsystemen für die Transportbehälter der UN 3373

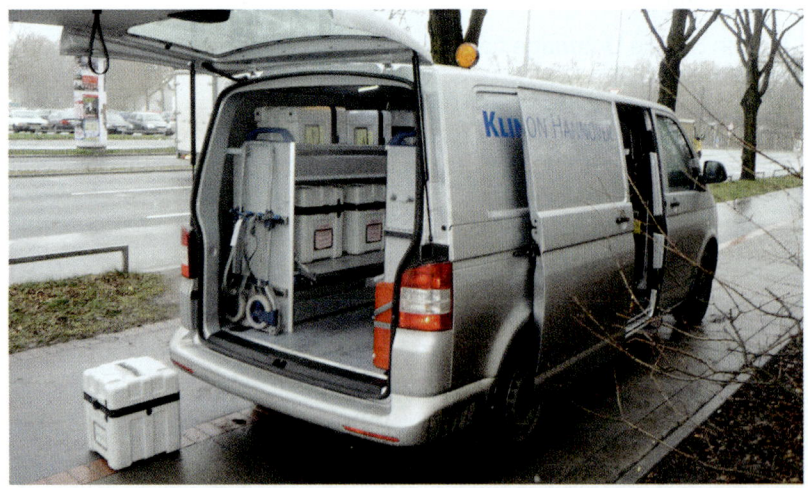

Bewährte Ladungssicherungstechnik

Die Einlage von Antirutschmatten in den Regalen verhindert das Hin- und Herrutschen der Behälter.

Magnetklappen vor den Einlegeböden sind leicht und schnell zu handhaben. Auf diese Weise ist alles Transportgut übersichtlich und verkehrssicher verstaut.

Checkliste zur Ladungssicherung (Beispiel)

Checkliste zur Ladungssicherung

Fahrzeug/Fahrer – Sichtprüfung:

Datum:

Ort:

KFZ-Kennzeichen:

Name des Fahrers:

Name des Prüfers:

	JA	NEIN
Fahrer/in für die Fahrt geeignet?	❑	❑
Führerschein vorhanden?	❑	❑
Fahrer/in in der Lage, das KFZ verkehrssicher zu lenken?	❑	❑
Fahrzeug für die Ware geeignet?	❑	❑
Optischer Eindruck (verkehrstauglich) o.k.?	❑	❑
TÜV-Plakette vorhanden?	❑	❑
Grüne Plakette vorhanden?	❑	❑
Warndreieck vorhanden?	❑	❑
Möglichkeiten der Ladungssicherung vorhanden?	❑	❑
(Zurrpunkte, Zurrgurt, Antirutschmatte)	❑	❑
Zurrgurte geprüft?	❑	❑
Trennwand vom Laderaum zum Fahrer vorhanden?	❑	❑
Ist die Ladefläche sauber?	❑	❑
Seitenwände, Kofferraum – keine optischen Schäden?	❑	❑
Ladung durch geeignete Hilfsmittel am Verrutschen gehindert?	❑	❑
Patientenproben (Laborproben/Schnellschnitte)		
Wurde Fahrer/in auf das sensible Gut hingewiesen?	❑	❑

KEINE Transportkoffer auf die Rückbank oder den Beifahrersitz!!
Ist kein Laderaum vorhanden, dann den Behälter in den Kofferraum
des KFZ und möglichst fixieren.
Kleine Packstücke (einzelne Proben im Karton) immer ins Handschuhfach!!

Betriebliches Gesundheitsmanagement –
Bereich Gefahrgut   Stand: Januar 2021

Gefahrgutbeauftragte(r): _ _ _ _ _ _ _ _ _ _ _ _ _ _ _ _   Tel. _ _ _ _ _ _ _ _ _

Fahrräder sind zwar gemäß § 2 GGVSEB (Begriffsbestimmungen) keine Fahrzeuge, da sie bauartbedingt die Höchstgeschwindigkeit von 25 Kilometer pro Stunde nicht überschreiten.

In der Praxis ist es aber einfacher in der Handhabung, wenn alle Transporteure über die gleichen Transportbehälter verfügen und entsprechend geschult sind.

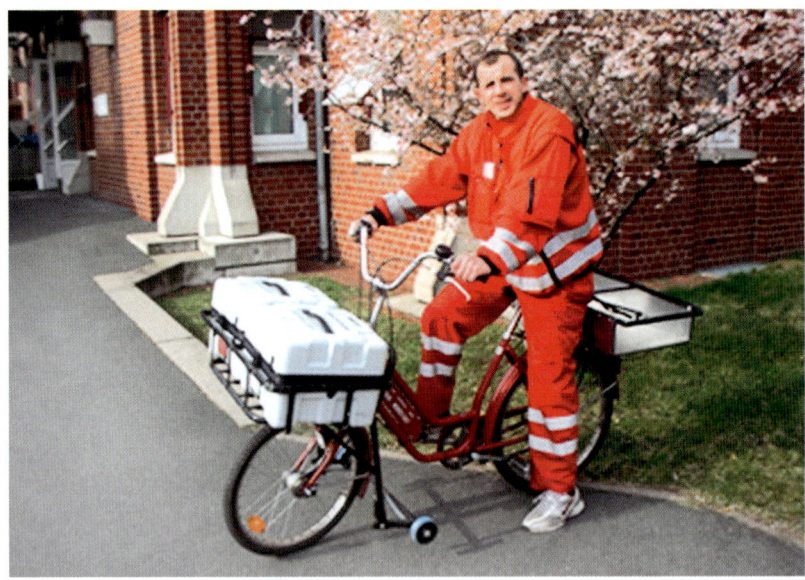

Für Fahrten auf dem weiträumigen Klinikgelände oder zwischen den Standorten wird oftmals ein Fahrradkurier eingesetzt.

6 Innerbetrieblicher Probentransport nach TRBA 100

Der innerbetriebliche Transport von biologischen Arbeitsstoffen außerhalb des Laboratoriums hat in Probenbehältern zu erfolgen, die

- ✓ dicht verschlossen,
- ✓ formstabil,
- ✓ gegen Bruch geschützt,
- ✓ flüssigkeitsdicht und bei Kontamination von außen desinfizierbar sowie
- ✓ dauerhaft gekennzeichnet

sind.

Sie dürfen sich durch äußere Einwirkungen nicht versehentlich öffnen lassen. Die Sammelbehälter für Probenröhrchen sind mit dem Symbol für Biogefährdung gemäß Anhang 1 BioStoffV zu kennzeichnen.

Die Behälter müssen so beschaffen sein, dass sie unter normalen Transportbedingungen nicht zerstört werden können. Kontaminationen der Schutzgefäße und der Anforderungsscheine sind zu vermeiden. Kontaminierte Probengefäße müssen nach der Probenanlieferung desinfiziert und ggf. neu etikettiert werden, um Schmierinfektionen vorzubeugen. Probengefäße müssen manuell zu öffnen sein. Auf dem Anforderungsschein sind Hinweise auf schon bekannte Infektionen zu dokumentieren.

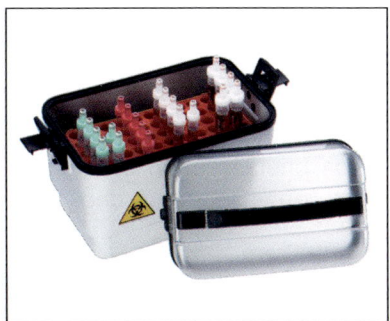

Kleiner Sammelbehälter mit Platz für einen Blockständer und 50 Röhrchen, aber ebenso zum Transport von Bluttransfusionsbeuteln geeignet

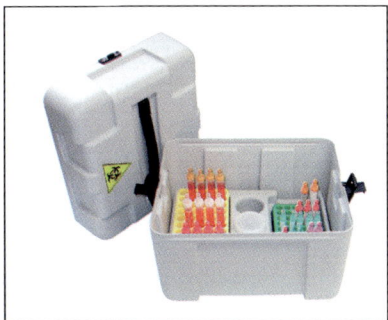

Größerer Sammelbehälter für den innerbetrieblichen Transportdienst

7   Probenversand mit Transport-dienstleistern

Bei der Auswahl des Kurier-, Express-, Paket (KEP-), Postdienstleistungsunternehmens oder Labordienstleistungsunternehmens mit angeschlossenem Abholdienst für Gefahrgutsendungen der Klasse 6.2 – ansteckungsgefährliche bzw. infektiöse Stoffe – muss man mit Besonderheiten und Einschränkungen rechnen. Durch die jeweils geltenden Allgemeinen Geschäftsbedingungen (AGB) und die auf den AGB beruhenden Beschränkungen und Regelungen für bestimmte Produkte eines Dienstleistungsunternehmens für die Klasse 6.2 empfiehlt es sich in jedem Fall, vor Beauftragung zu fragen und zu prüfen.

Von den KEP-, Post- oder Labordienstleistungsunternehmen stellt nicht jedes Unternehmen die speziellen Verpackungen nach den Gefahrgutvorschriften zur Verfügung. Auch hier heißt es: nachfragen.

✓   Im Folgenden stellen wir die Angebote der Deutschen Post und einiger KEP-Dienstleister etwas näher vor.

7.1   Deutsche Post AG (DP AG)

Nach den Allgemeinen Geschäftsbedingungen national der Deutschen Post für verschiedene Sendungsarten können ansteckungsgefährliche Stoffe oder Gegenstände der Klasse 6.2 per Brief, briefähnlichen Sendungen oder als Paket unter bestimmten Bedingungen versendet werden. Diese besonderen Bedingungen sind in den **„Regelungen für die Beförderung von gefährlichen Stoffen und Gegenständen"** festgelegt.

Teil 1A betrifft den Versand von Briefsendungen (Groß-/Maxibrief, Kompaktbrief), Teil 1B den Versand von briefähnlichen Sendungen (Päckchen M, ExpressEasy, Warenpost, Warensendung) und Teil 2 den Paketversand (Paket).

Welche Versandart für welches zu versendende Gut infrage kommt, ist zusammen mit den gefahrgutrechtlichen Anforderungen an Verpackung und Beschriftung/Kennzeichnung in der Übersicht ab Seite 56 zusammengestellt.

Alle Versandstücke (Sendungen) müssen Name und Anschrift des Absenders und des Empfängers tragen.

Versand in Briefen, briefähnlichen Sendungen und Paketen

Die AGB BRIEF National verweisen für die Beförderung ansteckungsgefährlicher Stoffe in Briefen und briefähnlichen Sendungen auf die **„Regelungen für die Beförderung gefährlicher Stoffe und Gegenstände, Teil 1A Briefsendungen oder Teil 1B briefähnliche Sendungen".**

Versand als Briefsendung

Als Briefsendungen sind der Groß- und der Maxibrief sowie der Kompaktbrief zugelassen.

Merkmale	Maxibrief		Großbrief	Kompaktbrief
Höchstgewicht	1000 g	2000 g	500 g	50 g
Maße in cm	Mindestmaß: 10 x 7 Höchstmaß: 35,3 x 25 x 5	Höchstmaß: 60 x 30 x 15 oder L + B + H = 90, dabei keine Seite länger als 60	Mindestmaß: 10 x 7 Höchstmaß: 35,3 x 25 x 2	Mindestmaß: 10 x 7 Höchstmaß: 23,5 x 12,5 x 1
Besonderheit				In Kompaktbriefen kann nur „freigestelltes getrocknetes Blut" verpackt werden.

Versand als briefähnliche Sendung

Als briefähnliche Sendung sind die Produkte „Warensendung, Warenpost, Päckchen M und ExpressEasy national" mit spezifischen Einschränkungen zugelassen.

Nach den „AGB Brief national" können Stoffe und Gegenstände der Klasse 6.2 entsprechend den „Regelungen für die Beförderung gefährlicher Stoffe und Gegenstände, Teil 1B" in bestimmten briefähnlichen Sendungen befördert werden.

Briefähnliche Sendungen

Merkmale	Warensendung	Warenpost
Form	Kistenförmig oder Versandhülle aus faserverstärktem Papier oder Folienbeutel (Kunststoff)	
Höchstgewicht	1000 g	1000 g
Haftung		
Maße in cm	Mindestmaß: 10 x 7 Höchstmaß: 35,3 x 25 x 5	Mindestmaß: 10 x 7 x 1 Höchstmaß: 35,3 x 25 x 5
Besonderheit	Briefumschläge aus normalem Papier sind grundsätzlich keine faserverstärkten Versandhüllen. DHL Packset XS ist als Außenverpackung möglich	Voraussetzung für den Versand per WARENPO ist der Abschluss eines Vertrags über eine Mindestmenge pro Jahr.

* Für Gefahrgut: Bruttohöchstmasse max. 30 kg.

kchen M	ExpressEasy national
enförmig Quaderform	Kistenförmig
2000 g	bis 500 g über 500 g bis 5 kg über 5 kg bis 10 kg über 10 kg bis 20 kg über 20 kg bis 31,5 kg*
destmaß: 11 x 1 hstmaß: 30 x 15 B + H = 90, dabei keine Seite länger 60	Mindestmaß: 10 x 7 Höchstmaß: 120 x 60 x 60
kchen S für Gefahrgut nicht zu- sig. Packset M als Außenverpackung glich 	Zustelloptionen: vor 09:00 Uhr, 10:00 Uhr oder 12:00 Uhr zubuchbar Unter **postfinder.de** finden Sie die nächst- gelegene Filiale

Versand als Paketsendung

Nach den AGB (Paket/Express) national können ansteckungsgefährliche Stoffe und Gegenstände der Klasse 6.2 entsprechend den Regelungen für die Beförderung gefährlicher Stoffe und Gegenstände, Teil 2 in DHL-Paketen befördert werden.

Merkmale	DHL Paket
Form	Kistenförmig nur Quaderform
Umschließung	stabile Kartonagenverpackung
Höchstgewicht	30 kg*
Haftung	bis 500 €
Maße in cm	Mindestmaße: 15 x 11 x 1 Höchstmaße: 120 x 60 x 60
Gewichts-staffelungen	bis 5 kg, bis 10 kg bis 20 kg bis 31,5 kg*
Besonderheiten	*Für Gefahrgut: Bruttohöchstmasse max. 30 kg möglich

Für Geschäftskunden mit Zusatzvereinbarung zu den AGB Paket international oder den AGB Europaket können ggf. für Beförderungen von ansteckungsgefährlichen Stoffen und Gegenständen zu einem ausländischen Labor in bestimmten Ländern Beförderungsmöglichkeiten vereinbart werden.

Kennzeichnungen und Beschriftungen für die Klasse 6.2 werden durch die DP AG nicht zur Verfügung gestellt bzw. verkauft. Sie können über Labore, Verpackungsanbieter oder über den (Internet-) Handel bezogen werden.

Kühl- oder Konditionierungsmittel wie Trockeneis (UN 1845), Stickstoff, tiefgekühlt, flüssig (UN 1977) oder Argon, tiefgekühlt, flüssig (UN 1951) in Versandstücken ist nicht zulässig.

Handelsübliche Kühlakkus, die in einer Gefriertruhe gekühlt wurden, können in Versandstücken verwendet werden, sofern die Außenverpackung nicht durchnässt werden kann.

Briefsendungen (z.B. Groß-, Maxibrief bzw. Kompaktbrief) unterliegen den Gefahrgutvorschriften für den Luftverkehr (IATA-DGR). Briefähnliche Sendungen (z.B. Päckchen) und Paketsendungen (z.B. Paket) unterliegen den Gefahrgutvorschriften für den Straßenverkehr (GGVSEB/ADR). Bei Beförderungen durch den Eurotunnel (bei Schließung ggf. über Ärmelkanal) bzw. Seeverkehr (z.B. Nord- und Ostsee) müssen auch die Bedingungen nach dem IMDG-Code berücksichtigt werden.

Bei Nichtbeachten der Regelungen für die Beförderung von gefährlichen Stoffen und Gegenständen trägt der Absender grundsätzlich die haftungsrechtlichen Folgen für eintretende Schäden beim Versand.

Bitte lesen Sie als Ab-/Versender und Verpacker nach Gefahrgutrecht (GGVSEB, ADR, IATA-DGR) die jeweils aktuellen Bedingungen von DPDHL durch.

Übersicht Klasse 6.2 Deutsche Post AG

| Stoffe/Gegenstände | Verpackung | |
	Vorschrift	Aufbau
Ansteckungsgefährliche Stoffe der Kategorie B (auch Biologische Produkte), die der UN-Nr. 3373 zugeordnet sind	Regelungen ..., Teil 1A gemäß PI 650 IATA-DGR	Primär-/Sekundärgefäß(e Außenverpackung ggf. Umverpackung
Ansteckungsgefährliche Stoffe der Kategorie B (auch Biologische Produkte), die der UN-Nr. 3373 zugeordnet sind	Regelungen ..., Teil 1B gemäß P 650 ADR	Primär-/Sekundärgefäß(e Außenverpackung ggf. Umverpackung
Freigestellte medizinische bzw. veterinärmedizinische Proben (Patientenproben)	Regelungen ..., Teil 1A gemäß 3.6.2.2.3.8 IATA-DGR	Primär-/Sekundärgefäß(e Außenverpackung
Freigestellte medizinische bzw. veterinärmedizinische Proben (Patientenproben)	Regelungen ..., Teil 1B gemäß 2.2.62.1.5.8 ADR	Primär-/Sekundärgefäß(e Außenverpackung

onderheit	Produkt	Beschriftung/Kennzeichnung
artgeprüfte Verpackung, enverpackung starr und nförmig; Kühlung mit Eis: undärgefäß(e) in Innenhaltungen, en- oder Umverpackung igkeitsdicht	Großbrief, Maxibrief (auch Überformat).	• UN3373 in Raute (Maße mind. 50 x 50 mm, Linienbreite mind. 2 mm, Zeichenhöhe mind. 6 mm) • „Biologischer Stoff, Kategorie B" und „Biological substance, Category B" (Zeichenhöhe mind. 6 mm, direkt neben der Raute angeordnet) • Telefonnummer einer verantwortlichen Person unter der Absenderanschrift • Bauartcodierung der Verpackung (z.B. UN 4G/X.../S...). • ggf. „Overpack"
artgeprüfte Verpackung, enverpackung starr und nförmig; Kühlung mit Eis: undärgefäß(e) in Innenhaltungen, en- oder Umverpackung igkeitsdicht	ExpressEasy national (Paket)	• UN3373 in Raute (Maße mind. 50 x 50 mm, Linienbreite mind. 2 mm, Zeichenhöhe mind. 6 mm) • „Biologischer Stoff, Kategorie B" und „Biological substance, Category B" (Zeichenhöhe mind. 6 mm, direkt neben der Raute angeordnet) • Telefonnummer einer verantwortlichen Person unter der Absenderanschrift • Bauartcodierung der Verpackung (z.B. UN 4G/X.../S...). • ggf. „Overpack"
enverpackung kistenförmig Versandhülle aus Kunst- oder reißfestem bzw. rverstärktem Papier e normalen Briefumschlä- ulässig)	Großbrief, Maxibrief (auch Überformat)	„Freigestellte medizinische Probe" und „Exempt human specimen" oder „Freigestellte veterinärmedizinische Probe" und „Exempt animal specimen"
enverpackung nförmig	Warensendung, Päckchen M, ExpressEasy national (Paket)	„Freigestellte medizinische Probe" und „Exempt human specimen" oder „Freigestellte veterinärmedizinische Probe" und „Exempt animal specimen"

Stoffe/Gegenstände	Verpackung	
	Vorschrift	Aufbau
Freigestellte medizinische bzw. veterinärmedizinische Proben (Patientenproben)	Regelungen …, Teil 1B gemäß 2.2.62.1.5.8 ADR	Primär-/Sekundärgefäß(e) Außenverpackung
Freigestellte Stoffe und Gegenstände: Stoffe, bei denen es unwahrscheinlich ist, dass sie bei Menschen/Tieren Krankheiten hervorrufen oder Stoffe, die Mikroorganismen enthalten, die gegenüber Menschen/Tieren nicht pathogen (ansteckungsgefährlich) sind	Regelungen …, Teil 1A gemäß 3.6.2.2.3.1 IATA-DGR	Zusammengesetzte Verpackung (Innenverpackung(en) in Außenverpackung(en))
Freigestellte Stoffe und Gegenstände: Stoffe, bei denen es unwahrscheinlich ist, dass sie bei Menschen/Tieren Krankheiten hervorrufen oder Stoffe, die Mikroorganismen enthalten, die gegenüber Menschen/Tieren nicht pathogen (ansteckungsgefährlich) sind	Regelungen …, Teil 1B gemäß 2.2.62.1.5.1 ADR	Zusammengesetzte Verpackung (Innenverpackung(en) in Außenverpackung(en))
Freigestellte Stoffe und Gegenstände: Stoffe, bei denen es unwahrscheinlich ist, dass sie bei Menschen/Tieren Krankheiten hervorrufen oder Stoffe, die Mikroorganismen enthalten, die gegenüber Menschen/Tieren nicht pathogen (ansteckungsgefährlich) sind	Regelungen …, Teil 2 gemäß 2.2.62.1.5.1 ADR	Zusammengesetzte Verpackung (Innenverpackung(en) in Außenverpackung(en))
Freigestellte Stoffe und Gegenstände: Stoffe in einer Form, in der jegliche vorhandene Krankheitserreger so neutralisiert oder deaktiviert wurden, dass sie kein Gesundheitsrisiko mehr darstellen (Deaktivierte Krankheitserreger). Bemerkung: Hinsichtlich Medizinische Geräte/Instrumente siehe Seite 38	Regelungen …, Teil 1A gemäß 3.6.2.2.3.3. IATA-DGR	Zusammengesetzte Verpackung (Innenverpackung(en) in Außenverpackung(en))
Freigestellte Stoffe und Gegenstände: Stoffe in einer Form, in der jegliche vorhandene Krankheitserreger so neutralisiert oder deaktiviert wurden, dass sie kein Gesundheitsrisiko mehr darstellen (Deaktivierte Krankheitserreger). Bemerkung: Hinsichtlich Medizinische Geräte/Instrumente siehe Seite 38	Regelungen …, Teil 1B gemäß 2.2.62.1.5.3 ADR	Zusammengesetzte Verpackung (Innenverpackung(en) in Außenverpackung(en))

...onderheit	Produkt	Beschriftung/Kennzeichnung
...enverpackung ...enförmig	DHL Paket	„Freigestellte medizinische Probe" und „Exempt human specimen" oder „Freigestellte veterinärmedizinische Probe" und „Exempt animal specimen"
...enverpackung kistenförmig ...r Versandhülle aus Kunst-...f oder reißfestem bzw. ...rverstärktem Papier	Großbrief, Maxibrief (auch Überformat)	Werden gefahrgutrechtlich nicht verlangt. Empfehlung: Freigestellte Stoffe, nach 3.6.2.2.3.1 IATA-DGR - Freigestellte Stoffe, (Mikroorganismen nach 3.6.2.2.3.2 IATA-DGR
...enverpackung ...enförmig	Warensendung, Päckchen M, ExpressEasy national (Paket, kistenförmig)	Werden gefahrgutrechtlich nicht verlangt. Empfehlung: Freigestellte Stoffe, nach 2.2.62.1.5.1 ADR - Freigestellte Stoffe, (Mikroorganismen) nach 2.2.62.1.5.1 ADR
...enverpackung ...enförmig	DHL Paket	Werden gefahrgutrechtlich nicht verlangt. Empfehlung: Freigestellte Stoffe, nach 2.2.62.1.5.1 ADR - Freigestellte Stoffe, (Mikroorganismen) nach 2.2.62.1.5.1 ADR
...enverpackung kistenförmig ...r Versandhülle aus Kunst-...f oder reißfestem bzw. ...rverstärktem Papier	Großbrief Maxibrief (auch Überformat)	Werden gefahrgutrechtlich nicht verlangt. Empfehlung: Freigestellte Stoffe, deaktiviert nach 3.6.2.3.3 IATA-DGR
...enverpackung ...enförmig	Warensendung, Päckchen M, ExpressEasy national (Paket, kistenförmig)	Werden gefahrgutrechtlich nicht verlangt. Empfehlung: Freigestellte Stoffe, deaktiviert nach 2.2.62.1.5.3 ADR

Stoffe/Gegenstände	Verpackung	
	Vorschrift	Aufbau
Freigestellte Stoffe und Gegenstände: Stoffe in einer Form, in der jegliche vorhandene Krankheitserreger so neutralisiert oder deaktiviert wurden, dass sie kein Gesundheitsrisiko mehr darstellen (Deaktivierte Krankheitserreger). Bemerkung: Hinsichtlich Medizinische Geräte/Instrumente siehe Seite 38	Regelungen ..., Teil 2 gemäß 2.2.62.1.5.3 ADR	Zusammengesetzte Verpackung (Innenverpackung(en) in Außenverpackung(en))
Freigestellte Stoffe und Gegenstände: Umweltproben. Gering konzentrierte Krankheitserreger Stoffe, bei denen sich die Konzentration von Krankheitserregern auf einem in der Natur befindlichen Niveau befindet (einschließlich Nahrungsmittel- und Wasserproben), bei denen nicht davon auszugehen ist, dass sie ein bedeutsames Infektionsrisiko darstellen	Regelungen ...,Teil 1A gemäß 3.6.2.2.3.4 IATA-DGR	Zusammengesetzte Verpackung (Innenverpackung(en) in Außenverpackung(en))
Freigestellte Stoffe und Gegenstände: Umweltproben. Gering konzentrierte Krankheitserreger Stoffe, bei denen sich die Konzentration von Krankheitserregern auf einem in der Natur befindlichen Niveau befindet (einschließlich Nahrungsmittel- und Wasserproben), bei denen nicht davon auszugehen ist, dass sie ein bedeutsames Infektionsrisiko darstellen	Regelungen ...,Teil 1B gemäß 2.2.62.1.5.4 ADR	Zusammengesetzte Verpackung (Innenverpackung(en) in Außenverpackung(en))
Freigestellte Stoffe und Gegenstände: Umweltproben. Gering konzentrierte Krankheitserreger Stoffe, bei denen sich die Konzentration von Krankheitserregern auf einem in der Natur befindlichen Niveau befindet (einschließlich Nahrungsmittel- und Wasserproben), bei denen nicht davon auszugehen ist, dass sie ein bedeutsames Infektionsrisiko darstellen	Regelungen ...,Teil 2 gemäß 2.2.62.1.5.4 ADR	Zusammengesetzte Verpackung (Innenverpackung(en) in Außenverpackung(en))
Freigestellte Stoffe und Gegenstände: Getrocknetes Blut Blut, das durch Aufbringen eines Bluttropfens auf eine absorbierende (saugfähige) Fläche gewonnen wird	Regelungen ...,Teil 1A gemäß 3.6.2.2.3.5 IATA-DGR	Zusammengesetzte Verpackung (Innenverpackung(en) in Außenverpackung(en))
Freigestellte Stoffe und Gegenstände: Getrocknetes Blut Blut, das durch Aufbringen eines Bluttropfens auf eine absorbierende (saugfähige) Fläche gewonnen wird	Regelungen ...,Teil 2 gemäß 2.2.62.1.5.5 ADR	Zusammengesetzte Verpackung (Innenverpackung(en) in Außenverpackung(en))

onderheit	Produkt	Beschriftung/Kennzeichnung
enverpackung nförmig	DHL Paket	Werden gefahrgutrechtlich nicht verlangt. Empfehlung: Freigestellte Stoffe, deaktiviert nach 2.2.62.1.5.3 ADR
enverpackung kistenförmig Versandhülle aus Kunst- oder reißfestem bzw. verstärktem Papier	Großbrief Maxibrief (auch Überformat)	Werden gefahrgutrechtlich nicht verlangt. Empfehlung: Freigestellte Stoffe (Gering konzentriert), nach 3.6.2.2.3.4 IATA-DGR
enverpackung nförmig	Warensendung, Päckchen M, ExpressEasy national (Paket, kistenförmig)	Werden gefahrgutrechtlich nicht verlangt. Empfehlung: Freigestellte Stoffe (Gering konzentriert), nach 2.2.62.1.5.4 ADR
enverpackung nförmig	DHL Paket	Werden gefahrgutrechtlich nicht verlangt. Empfehlung: Freigestellte Stoffe (Gering konzentriert), nach 2.2.62.1.5.4 ADR
enverpackung kistenförmig Versandhülle Kunststoff oder reißfestem faserverstärktem Papier	Großbrief Maxibrief (auch Überformat) Kompaktbrief	Werden gefahrgutrechtlich nicht verlangt. Empfehlung: Freigestellte Stoffe (Getrocknetes Blut), nach 3.6.2.2.3.5 IATA-DGR
enverpackung nförmig	Warensendung, Päckchen M, ExpressEasy national (Paket, kistenförmig)	Werden gefahrgutrechtlich nicht verlangt. Empfehlung: Freigestellte Stoffe (Getrocknetes Blut), nach 2.2.62.1.5.5 ADR

| Stoffe/Gegenstände | Verpackung | |
	Vorschrift	Aufbau
Freigestellte Stoffe und Gegenstände: Getrocknetes Blut Blut, das durch Aufbringen eines Bluttropfens auf eine absorbierende (saugfähige) Fläche gewonnen wird	Regelungen ..., Teil 2 gemäß 2.2.62.1.5.5 ADR	Zusammengesetzte Verpackung (Innenverpackung(en) in Außenverpackung(en))
Freigestellte Stoffe und Gegenstände: Screening-Proben. Vorsorgeuntersuchungsproben für im Stuhl enthaltenes Blut	Regelungen ..., Teil 1A gemäß 3.6.2.2.3.6 IATA-DGR	Zusammengesetzte Verpackung (Innenverpackung(en) in Außenverpackung(en))
Freigestellte Stoffe und Gegenstände: Screening-Proben Vorsorgeuntersuchungsproben für im Stuhl enthaltenes Blut	Regelungen ..., Teil 1B gemäß 2.2.62.1.5.6 ADR	Zusammengesetzte Verpackung (Innenverpackung(en) in Außenverpackung(en))
Freigestellte Stoffe und Gegenstände: Screening-Proben Vorsorgeuntersuchungsproben für im Stuhl enthaltenes Blut	Regelungen ..., Teil 2 gemäß 2.2.62.1.5.6 ADR	Zusammengesetzte Verpackung (Innenverpackung(en) in Außenverpackung(en))
Freigestellte Stoffe und Gegenstände: Blut, Blutbestandteile, Gewebe, Organe, Proben Blut oder Blutbestandteile, die für Zwecke der Transfusion oder Zubereitung von Blutprodukten für die Verwendung bei der Transfusion oder Transplantation gesammelt wurden - - - - - - - - - Gewebe oder Organe, die zur Transplantation bestimmt sind, sowie Proben, die zu diesem Zweck entnommen wurden	Regelungen ..., Teil 1A gemäß 3.6.2.2.3.7 IATA-DGR	Zusammengesetzte Verpackung (Innenverpackung(en) in Außenverpackung(en))
Freigestellte Stoffe und Gegenstände: Blut, Blutbestandteile, Gewebe, Organe, Proben Blut oder Blutbestandteile, die für Zwecke der Transfusion oder Zubereitung von Blutprodukten für die Verwendung bei der Transfusion oder Transplantation gesammelt wurden - - - - - - - - - Gewebe oder Organe, die zur Transplantation bestimmt sind, sowie Proben, die zu diesem Zweck entnommen wurden	Regelungen ..., Teil 1B gemäß 2.2.62.1.5.7 ADR	Zusammengesetzte Verpackung (Innenverpackung(en) in Außenverpackung(en))
Freigestellte Stoffe und Gegenstände: Blut, Blutbestandteile, Gewebe, Organe, Proben Blut oder Blutbestandteile, die für Zwecke der Transfusion oder Zubereitung von Blutprodukten für die Verwendung bei der Transfusion oder Transplantation gesammelt wurden - - - - - - - - - Gewebe oder Organe, die zur Transplantation bestimmt sind, sowie Proben, die zu diesem Zweck entnommen wurden	Regelungen ..., Teil 2 gemäß 2.2.62.1.5.7 ADR	Zusammengesetzte Verpackung (Innenverpackung(en) in Außenverpackung(en))

onderheit	Produkt	Beschriftung/Kennzeichnung
enverpackung nförmig	DHL Paket	Werden gefahrgutrechtlich nicht verlangt. Empfehlung: Freigestellte Stoffe (Getrocknetes Blut), nach 2.2.62.1.5.5 ADR
enverpackung kistenförmig Versandhülle aus Kunst- oder reißfestem bzw. verstärktem Papier	Großbrief Maxibrief (auch Überformat)	Werden gefahrgutrechtlich nicht verlangt. Empfehlung: Freigestellte Stoffe (Screening-Probe), nach 3.6.2.2.3.6 IATA-DGR
enverpackung nförmig	Warensendung Päckchen M, ExpressEasy national (Paket, kistenförmig)	Werden gefahrgutrechtlich nicht verlangt. Empfehlung: Freigestellte Stoffe (Screening-Probe), nach 2.2.62.1.5.6 ADR
enverpackung nförmig	DHL Paket	Werden gefahrgutrechtlich nicht verlangt. Empfehlung: Freigestellte Stoffe (Screening-Probe), nach 2.2.62.1.5.6 ADR
enverpackung kistenförmig Versandhülle aus Kunst- oder reißfestem bzw. verstärktem Papier	Großbrief Maxibrief auch Überformat	Werden gefahrgutrechtlich nicht verlangt. Empfehlung: Freigestellte Stoffe (für Transfusion*), nach 2.2.62.1.5.7 ADR * ggf. andere mögliche Angabe
enverpackung nförmig	Warensendung Päckchen M, ExpressEasy national (Paket, kistenförmig)	Werden gefahrgutrechtlich nicht verlangt. Empfehlung: Freigestellte Stoffe (für Transfusion*), nach 2.2.62.1.5.7 ADR * ggf. andere mögliche Angabe
enverpackung nförmig	DHL Paket	Werden gefahrgutrechtlich nicht verlangt. Empfehlung: Freigestellte Stoffe (für Transfusion*), nach 2.2.62.1.5.7 ADR * ggf. andere mögliche Angabe

| Stoffe/Gegenstände | Verpackung | |
	Vorschrift	Aufbau
Freigestellte Stoffe und Gegenstände: Medizinische Geräte/Instrumente Medizinische Instrumente und Geräte (Medizinprodukte und medizinische Ausrüstungen), die möglicherweise kontaminiert sind oder ansteckungsgefährliche Stoffe enthalten und die zur Desinfektion, Reinigung, Sterilisation, Reparatur oder zur Beurteilung (Ausrüstungsbewertung) befördert werden	Regelungen ..., Teil 1A gemäß 3.6.2.2.3.9 ff. IATA-DGR	Zusammengesetzte Verpackung (Innenverpackung(en) in Außenverpackung(en))
Freigestellte Stoffe und Gegenstände: Medizinische Geräte/Instrumente Medizinische Instrumente und Geräte (Medizinprodukte und medizinische Ausrüstungen), die möglicherweise kontaminiert sind oder ansteckungsgefährliche Stoffe enthalten und die zur Desinfektion, Reinigung, Sterilisation, Reparatur oder zur Beurteilung (Ausrüstungsbewertung) befördert werden	Regelungen ..., Teil 1B gemäß 2.2.62.1.5.9 ADR	Zusammengesetzte Verpackung (Innenverpackung(en) in Außenverpackung(en))
Freigestellte Stoffe und Gegenstände: Medizinische Geräte/Instrumente Medizinische Instrumente und Geräte (Medizinprodukte und medizinische Ausrüstungen), die möglicherweise kontaminiert sind oder ansteckungsgefährliche Stoffe enthalten und die zur Desinfektion, Reinigung, Sterilisation, Reparatur oder zur Beurteilung (Ausrüstungsbewertung) befördert werden	Regelungen ..., Teil 2 gemäß 2.2.62.1.5.9 ADR	Zusammengesetzte Verpackung (Innenverpackung(en) in Außenverpackung(en))
Freigestellte Stoffe und Gegenstände: Biologische Produkte Produkte, die in Übereinstimmung mit den Vorschriften der zuständigen nationalen Behörden hergestellt und verpackt sind	Regelungen ..., Teil 1A gemäß 3.6.2.3.1 a IATA-DGR	Zusammengesetzte Verpackung (Innenverpackung(en) in Außenverpackung(en))
Freigestellte Stoffe und Gegenstände: Biologische Produkte Produkte, die in Übereinstimmung mit den Vorschriften der zuständigen nationalen Behörden hergestellt und verpackt sind	Regelungen ..., Teil 1B gemäß 2.2.62.1.9 a ADR	Zusammengesetzte Verpackung (Innenverpackung(en) in Außenverpackung(en))
Freigestellte Stoffe und Gegenstände: Biologische Produkte Produkte, die in Übereinstimmung mit den Vorschriften der zuständigen nationalen Behörden hergestellt und verpackt sind	Regelungen ..., Teil 2 gemäß 2.2.62.1.9 a ADR	Zusammengesetzte Verpackung (Innenverpackung(en) in Außenverpackung(en))

onderheit	Produkt	Beschriftung/Kennzeichnung
:h- und durchstoßsicher; ꞓnverpackung: starr und ꞓnförmig; ꞓn-, Innen- oder Zwischen- ꞓackung flüssigkeitsdicht, ꞓsen einen Fall aus mind. ꞓm überstehen können, ꞓ dass Inhalt austritt	Großbrief Maxibrief auch Überformat	„Gebrauchtes Medizinprodukt" und „Used medical device" nach 3.6.2.2.3.9.2 IATA-DGR
:h- und durchstoßsicher; ꞓnverpackung: starr und ꞓnförmig; ꞓn-, Innen- oder Zwischen- ꞓackung flüssigkeitsdicht, ꞓsen einen Fall aus mind. ꞓm überstehen können, ꞓ dass Inhalt austritt	Warensendung, Päckchen M, ExpressEasy national (Paket, kistenförmig)	„GEBRAUCHTES MEDIZINISCHES INSTRUMENT" bzw. „GEBRAUCHTES MEDIZINISCHES GERÄT"
:h- und durchstoßsicher; ꞓnverpackung: starr und ꞓnförmig; ꞓn-, Innen- oder Zwischen- ꞓackung flüssigkeitsdicht, ꞓsen einen Fall aus mind. ꞓm überstehen können, ꞓ dass Inhalt austritt	DHL Paket	„GEBRAUCHTES MEDIZINISCHES INSTRUMENT" bzw. „GEBRAUCHTES MEDIZINISCHES GERÄT"
ꞓnverpackung: starr und ꞓnförmig oder Versandhülle ꞓKunststoff oder reißfestem faservertärktem Papier ꞓe normalen Briefumschlä- ꞓulässig)	Großbrief, Maxibrief (auch Über- format)	Werden gefahrgutrechtlich nicht verlangt. Empfehlung: Freigestellte Stoffe (Biologische Produkte), nach 3.6.2.3.1 a IATA-DGR
ꞓnverpackung: starr und ꞓnförmig	Warensendung, Päckchen M, ExpressEasy national (Paket, kistenförmig)	Werden gefahrgutrechtlich nicht verlangt. Empfehlung: Freigestellte Stoffe (Biologische Produkte), nach 2.2.62.1.9 ADR
ꞓnverpackung: starr und ꞓnförmig	DHL Paket	Werden gefahrgutrechtlich nicht verlangt. Empfehlung: Freigestellte Stoffe (Biologische Produkte), nach 2.2.62.1.9 ADR

7.2   Übersicht über die Dienstleistungen einiger KEP-Dienstleister

Firma	Ausschluss	Vorschrift
Der Courier	Gefahrgut insbesondere medizinisches und biologisches Untersuchungsgut	AGB für den Versand von Paketen und anderer Sendungen im Rahmen des Online-Services
DPD	Gefahrgut einschließlich medizinisches oder biologisches Untersuchungsgut	AGB DPD Mail
	Gefahrgut einschließlich medizinisches oder biologisches Untersuchungsgut	AGB DPD PARCELLetter PARCELLetter+(PLUS)
	Gefahrgut einschließlich medizinisches oder biologisches Untersuchungsgut	AGB DPD CLASSIC
GLS	Klasse 6.2	AGB GLS Standard
	Gefahrgut	AGB GLS PaketShop-Kunden
	Gefahrgut	AGB GLS Easy-Start
GO	Gefahrgut ohne Klasse 6.2, Biologische Stoffe, Kategorie B (UN 3373)	AGB GO Deutschland und Broschüre „Biologische Stoffe, Excepted & Limited Quant ties" sowie P650 ADR
Hermes	Gefahrgut	AGB für den Versand von Päckchen, Paketen i Rahmen des Hermes **Privat**PaketService
	Gefahrgut	AGB für den Versand von Paketen und paket- ähnlichen Sendungen, im Rahmen des Hermes **Profi**PaketService
In Time	Kein Ausschluss für Klasse 6.2 vorhanden	AGB es gelten die Vertragsbedingungen für den Güt kraftverkehrs-, Speditions- und Logistikunterne mer VBGL
PIN	Gefahrgut insbesondere solche, die infektiöse Stoffe enthalten	AGB
TNT	Gefahrgut	AGB Nationale Express Dienste
	Gefahrgut	AGB TNT Post
	Gefahrgut einschließlich medizinisches oder tierisches Untersuchungsgut	AGB TNT Post Regioservice
ToF	Grundsätzlich nur für Klasse 1 und ggf. einzelne UN-Nummern	AGB ToF Schnell Lieferdienst
UPS	Gefahrgut	UPS Beförderungsbedingungen sowie Tariftabelle ur Serviceleistungen Deutschland

dukte	Bemerkung
er, Express	Individuelle Vereinbarung vor dem Transport erforderlich
fe und briefähnliche Sendungen, Großbrief, Maxibrief	Abweichende Vereinbarungen in Schriftform ggf. möglich
PARCEL er PARCEL Letter+(PLUS)	Abweichende Vereinbarungen in Schriftform ggf. möglich
et	Gefahrgut nach Abschluss einer Sondervereinbarung für Untersuchungsgut ggf. möglich
et	
et	
et	
er-, Express- und Postsendungen	Individuelle Vereinbarung vor dem Transport erforderlich
kchen, Paket	
ete, paketähnliche Sendungen	
ersendungen	Untersuchungsgüter (z.B. Blutproben) grundsätzlich möglich. Schriftlicher Vertrag erforderlich. Bei Vertragsabschluss ist die • UN-Nummer, • Klasse, • Verpackungsgruppe sowie • Schutzausrüstung anzugeben.
fe, Päckchen, Pakete	Pakete können über den Kooperationspartner GLS versendet werden.
ress	Gefahrgut nach Abschluss einer Sondervereinbarung für Untersuchungsgut ggf. möglich, z.B. Biologischer Stoff, Kategorie B, Nabelschnurblut.
fe und briefähnliche Sendungen	
fe und briefähnliche Sendungen	Änderungen bedürfen einer schriftlichen Bestätigung.
ress	Klasse 6.2 grundsärtzlich zulässig. Keine Angabe vorhanden, dass • UN 2814 • UN 2900, • UN 3291 oder • UN 3373 eingeschränkt sind.
ete	Klasse 6.2 ggf. mit Einschränkungen über Sondervereinbarung möglich

8   Medizinische und klinische Abfälle

8.1   Klassifizierung medizinischer und klinischer Abfälle

Die Entsorgung gefährlicher Abfälle in Einrichtungen des Gesundheitswesens unterliegt dem Gesetz zur Förderung der Kreislaufwirtschaft und Sicherung der umweltverträglichen Bewirtschaftung von Abfällen (Kreislaufwirtschaftsgesetz – KrWG) sowie der Verordnung zur Umsetzung des Europäischen Abfallverzeichnisses (AVV – Abfallverzeichnisverordnung).

Dies betrifft z.B. folgende AVV-Nummern: 18 01 02*, 18 01 03*, 18 01 04 und 18 02 03. Die AVV-Nummern werden auch unter der Bezeichnung „EAK-Nummer" geführt. Bei den EAK-Nummern (z.B. EAK 18 01 02*) handelt es sich um die gleichen Abfälle, wie sie anhand der Abfallverzeichnisverordnung (AVV) klassifiziert werden. Die Abkürzung „EAK" kommt von dem Europäischen Abfallartenkatalog, der in Deutschland durch die Abfallverzeichnisverordnung umgesetzt wird. Darüber hinaus gilt auch das Gefahrgutbeförderungsgesetz sowie dazu erlassene Gefahrgutvorschriften wie z.B. die GGVSEB/das ADR, die GbV oder GGKontrollV. Insbesondere sollen hier die Möglichkeiten für die Entsorgung bzw. Beförderung medizinischer oder klinischer ansteckungsgefährlicher Abfälle (UN 2814, UN 2900, UN 3291) angesprochen werden.

Abfälle mit einem Sternchen (*) werden als gefährliche Abfälle im Sinne des KrWG, der AVV und des EAK bezeichnet. Dies bedeutet, dass Abfälle ohne „*" keine gefährlichen Abfälle sind. Weiterhin gelten dekontaminierte medizinische oder klinische Abfälle als nicht dem ADR unterliegend, was auch für Abfälle ohne „*" gilt.

> An gefährlichen Abfall sind besondere Anforderungen aus infektionspräventiver Sicht zu stellen. An nicht gefährlichen Abfall brauchen keine besonderen Anforderungen gestellt zu werden.

Beispiele:

Der Abfallschlüssel besteht aus sechs Ziffern. Die ersten beiden Ziffern stehen für das Kapitel (18), die dritte und vierte Ziffer für die Gruppe (01). Die fünfte und sechste Ziffer des Abfallschlüssels stehen für die folgenden Beispiele für eine prozessbezogene Bezeichnung (Sammlung/Entsorgung aus infektionspräventiver Sicht).

Versorgung und Forschung von Menschen und Tieren:

18   Abfälle aus humanmedizinischer oder tierärztlicher Versorgung und Forschung (die nicht aus der unmittelbaren Krankenpflege stammen)

Gruppenzuordnung Menschen:

18 01   Abfälle aus der Geburtshilfe, Diagnose, Behandlung oder Vorbeugung von Krankheiten beim Menschen

Gefährlicher Abfall (*):

18 01 03* Abfälle, an deren Sammlung und Entsorgung aus infektionspräventiver Sicht *besondere Anforderungen* gestellt werden

Nicht gefährlicher Abfall:

18 01 04 Abfälle, an deren Sammlung und Entsorgung aus infektionspräventiver Sicht *keine besonderen Anforderungen* gestellt werden (z.B. Wund- und Gipsverbände, Wäsche, Einwegkleidung, Windeln)

Gefährlicher Abfall (*):

18 01 08 zytotoxische und zytostatische Arzneimittel

Gruppenzuordnung Tiere:

18 02   Abfälle aus Forschung, Diagnose, Krankenbehandlung und Vorsorge bei Tieren

Gefährlicher Abfall (*):

18 02 02* Abfälle, an deren Sammlung und Entsorgung aus infektionspräventiver Sicht *besondere Anforderungen* gestellt werden

Nicht gefährlicher Abfall:

18 02 03 Abfälle, an deren Sammlung und Entsorgung aus infektionspräventiver Sicht *keine besonderen Anforderungen* gestellt werden (z.B. Wund- und Gipsverbände, Wäsche, Einwegkleidung, Windeln)

Bei der Klassifizierung ansteckungsgefährlicher Stoffe und Gegenstände müssen Abfälle, an deren Sammlung und Entsorgung aus infektionspräventiver Sicht **besondere Anforderungen** (AVV 18 01 03*, AVV 18 02 02*) gestellt werden, den UN-Nummern 2814 oder 2900 (Kategorie A) bzw. 3291 (Kategorie B) zugeordnet werden. Die Zuordnung hat auf Grund der (tier-)ärztlichen Diagnose für den betreffenden Menschen oder das Tier zu erfolgen. Entscheidend für die

Einstufung als infektiöser Abfall ist die Gefahr der Übertragung der jeweiligen Krankheit, welche von dem Abfall ausgeht. Die Abfälle, an deren Sammlung und Entsorgung aus infektionspräventiver Sicht **keine besonderen Anforderungen** (AVV 18 01 04, AVV 18 02 03) gestellt werden, unterliegen nicht den Vorschriften des ADR. Dies gilt auch für dekontaminierte medizinische oder klinische Abfälle.

Gefährliche Abfälle

Abfälle der AVV 18 01 03* können bei folgenden Krankheiten des Menschen entstehen (in Klammern: relevante erregerhaltige Ausscheidung/Körperflüssigkeit).

- Übertragung durch unmittelbaren Kontakt mit verletzter oder nicht intakter Haut oder Schleimhaut (z.B. durch Inokulation = Impfung):
  - AIDS /HIV-Infektion (Blut)
  - Virushepatitis (Blut)
  - TSE (Transmissible spongiforme Enzephalopathie) (Gewebe, Liquor)
    - ▶ Mit TSE-Erregern kontaminierte Abfälle sind immer zu verbrennen!
  - CJK, vCJK (Creutzfeldt-Jakob-Krankheit)
- Fäkal-orale Übertragung (Schmierinfektion):
  - Cholera (Stuhl, Erbrochenes)
  - Ruhr, HUS (enterophatisches hämolytisch-urämisches Syndrom) (Stuhl)
  - Typhus/Paratyphus (Stuhl, Urin, Galle, Blut)
- Aerogene Übertragung/Tröpfcheninfektion; Schmierinfektion:
  - Aktive Tuberkulose (Sputum, Urin, Stuhl)
  - Meningitis/Enzephalitis (insbesondere Meningokokken-Meningitis) (Sputum/Rachensekret)
  - Brucellose (Blut)
  - Diphtherie (Sputum/Rachensekret, Wundsekret)
  - Lepra (Nasensekret, Wundsekret)
  - Milzbrand (Sputum/Rachensekret, Wundsekret)
  - Pest (Sputum/Rachensekret, Wundsekret)
  - Pocken (Rachensekret, Pustelsekret)
  - Poliomyelitis (Sputum/Rachensekret, Stuhl)
  - Psittacose (s. Vet. Med., keine Übertragung durch den Menschen)
  - Q-Fieber (s. Vet. Med., keine Übertragung durch den Menschen)
  - Rotz (Sputum/Rachensekret, Wundsekret)

- Tollwut (Sputum/Rachensekret)
- Tularämie (Wundsekret, Eiter)
- Virusbedingtes Hämorrhagisches Fieber (einschl. Hanta [renale Symptomatik/HFRS; pulmonale Symptomatik/HPS]) (Blut, Sputum/Rachensekret, Wundsekret, Urin)
- SARS-CoV-2 (COVID-19)

Bei den zytotoxischen Abfällen der **AVV 18 01 08*** (früher D-Abfall) handelt es sich in der Regel um

- Zytostatikareste aus der Apotheke oder von onkologischen Stationen.

Sie können bzw. müssen ggf. den UN-Nummern 2810 bzw. 2811 für flüssige oder feste organische Stoffe zugeordnet werden.

Nicht gefährliche Abfälle

Körperteile und Organe der AVV 18 01 02 (früher E-Abfall) unterliegen nicht dem ADR. Sie sollten aber aus ethischen Gründen mit in die Sonderverbrennung gegeben werden.

Bei den **nicht gefährlichen Abfällen der AVV 18 01 04** handelt es sich in der Regel um:

- mit Blut, Sekreten und Exkreten behaftete Abfälle, z.B.
  - Einwegkleidung, Gipsverbände, Stuhlwindeln* oder
  - Infusionsschlauchsysteme, Tupfer, Urinbeutel (entleert), Wundverbände,

sofern sie nicht unter die AVV 18 01 03* fallen.

Unter die **AVV 18 01 04** können fallen:

- Absaugbeutel
- Drainagebeutel
- Redonflaschen

Unter die **AVV 18 02 02** können fallen:

- Körperteile, Gewebeschnitte, Organe, Plazenten, Blutbeutel und Blutkonserven
- Versuchstiere[1] und
- sonstige Abfälle aus der humanmedizinischen Forschung und Diagnostik sowie
- aus veterinärmedizinischen Praxen und Kliniken, deren Beseitigung nicht durch das Tierkörperbeseitigungsgesetz geregelt ist, sowie

---

[1] Quelle: LAGA Mitteilung 18, 2015, BGWthemen – Abfallentsorgung 10/2019

- Streu und Exkremente aus Versuchstieranlagen, soweit eine Übertragung von Infektionskrankheiten, insbesondere die unter AVV 18 01 03 genannten, oder eine Verbreitung von Tierkrankheiten oder Tierseuchen durch Tierkörper, Tierkörperteile, Blut, Körpersekrete oder Exkrete von erkrankten Tieren zu erwarten ist.[1]

Die Einteilung der Abfälle in die LAGA-Kategorien A bis E ist durch Einführung des EAK und des AVV entfallen.

Aus praktischen Gründen kann diese Einteilung für den internen Gebrauch innerhalb von Gesundheitseinrichtungen weiterhin genutzt werden.

Im Rahmen von Vorbereitungshandlungen (Verpacken, Kennzeichnung, Beschriften) für die Beförderung und bei der Übergabe an den Entsorger sind die einheitlichen Abfallbezeichnungen und gefahrgutrechtlichen Vorschriften zu beachten.

Einzelheiten zu den LAGA-Gruppen A bis E können der Informationsbroschüre

„BGWthemen – Abfallentsorgung 10/2019" entnommen werden.

8.2   Die Entsorgung der Abfälle

Vorbereitung der Abfälle zur Entsorgung

Autoklavierung

Zu sterilisierende Abfälle oder Substanzen werden zur Sterilisation in genormten Spezialbehältern in den Autoklaven gegeben. Autoklaven dienen vor allem zur Dampfdruck-Sterilisierung von Nährmedien (Petrischalen u.Ä.). Für Sterilisationszwecke in der Medizin und Biologie gibt es Autoklaven unterschiedlicher Größe, mit einem Innenvolumen von bis zu einigen hundert Litern und mehr.

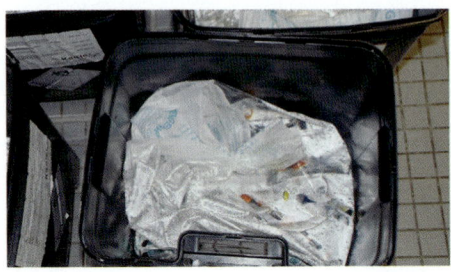 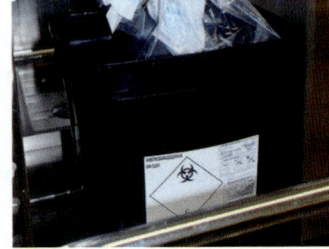

Behälter mit gefährlichen Abfällen im Autoklaven

---

[1]   Quelle: LAGA Mitteilung 18, 2015, BGWthemen – Abfallentsorgung 10/2019

Nach dem Autoklavieren kann der (vorher infektiöse) Müll ganz normal als 18 01 04 entsorgt werden. Durch die Autoklavierung können im Rahmen der abfallrechtlichen Entsorgung ggf. Kosten für die Beförderung und Entsorgung von gefährlichem Abfall nach Abfall- und Gefahrgutrecht eingespart werden.

Bereitstellung zur Entsorgung

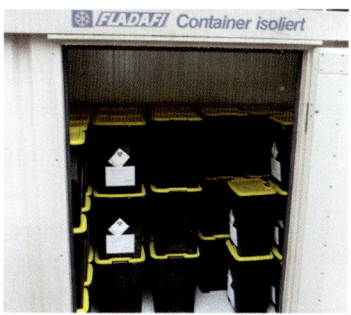

Die Behälter für gefährliche Abfälle sind endgültig verschließbar. Einmal mit dem „definitiven Verschluss" verschlossen, lassen sie sich nicht mehr öffnen.

Die Entsorgung der gefährlichen Abfälle findet meist in bestimmten zeitlichen Abständen statt. Dies erfordert eine gekühlte Lagerung der Abfallbehälter, da ansonsten der organische Inhalt durch die Freisetzung von Gasen zum Bersten der Behälter führen würde. Notwendig ist eine Temperatur nicht über 8 °C.

Bereitstellung infektiöser Abfälle UN 3291 in Gefahrgutbehältern auf dem Klinikgelände – Lagerung im Container bei max. 8 °C

Die Entsorgung von gefährlichem Abfall wird von den einzelnen Bundesländern geregelt. Diese betreiben entweder selbst oder über Dienstleistungsunternehmen sogenannte Sondermüllentsorgungsanlagen. In der Regel werden die gefährlichen Abfälle verbrannt. Bei der richtigen Auswahl einer Sondermüllentsorgungs- bzw. -verbrennungsanlage können die (Landes-) Gesundheitsämter und auch viele Entsorgungsunternehmen sowie zuständige Behörden helfen.

Wo kann gefährlicher Abfall entsorgt werden?

Dokumentation

Im Rahmen von abfall- und gefahrgutrechtlichen Entsorgungen/Beförderungen werden verschiedene Dokumente benötigt.

Die Entsorgung von gefährlichen Abfällen erfolgt in der Regel im Rahmen einer Sammelentsorgung, da in einem überschaubaren Gebiet regelmäßig gleichartige Abfälle anfallen. Dafür ist ein **Sammelentsorgungsnachweis und Übernahmeschein erforderlich.**

Übernahmeschein: „Ausfertigung 1" muss vom Abfallerzeuger und „Ausfertigung 2" vom Einsammler (beauftragtes Entsorgungsunternehmen) jeweils in einem Register (Ordner) aufbewahrt werden.

Im Feld „Frei für Vermerke" können die gefahrgutrechtlichen Angaben für das Beförderungspapier eingetragen werden. Dann kann der Übernahmeschein gleichzeitig als Beförderungspapier nach ADR verwendet werden. Das Beförderungspapier kann jedoch auch als separates Papier vorhanden sein.

Beispiel: UN 3291 Klinischer Abfall, unspezifiziert, n.a.g., 6.2, (-)

Im Rahmen einer Sammelentsorgung wird der Abfallerzeuger zum Auftraggeber des Absenders. Gefahrgutrechtlicher Absender wird das beauftragte Entsorgungsunternehmen.

Der Abfallerzeuger muss (als Auftraggeber des Absenders nach Gefahrgutrecht)

- ✓ vor Erteilung eines Auftrags an den Absender prüfen, ob das Gefahrgut klassifiziert ist und befördert werden darf,
- ✓ vor der Beförderung dem Absender folgende Angaben schriftlich mitteilen: UN-Nummer, offizielle Benennung, Gefahrzettelnummer, Verpackungsgruppe, Anzahl und Beschreibung der Versandstücke, Gesamtmenge des gefährlichen Gutes als Volumen bzw. Brutto- oder Nettomasse, sofern vorhanden, den Tunnelbeschränkungscode.

Kennzeichnung der Fahrzeuge

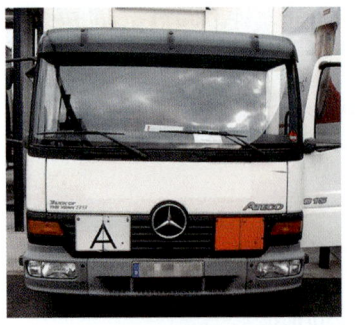

Fahrzeuge, mit denen Abfälle befördert werden, sind grundsätzlich vorne und hinten mit rückstrahlenden weißen Warntafeln (A-Schilder) zu versehen. Die A-Schilder müssen während der Beförderung außen am Fahrzeug deutlich sichtbar angebracht sein. Bei Fahrzeugen mit Anhänger muss die hintere Tafel an der Rückseite des Anhängers angebracht sein.

Die A-Schilder müssen mindestens eine Breite von 40 Zentimetern und eine Höhe von 30 Zentimetern haben. Sie müssen in schwarzer Farbe die Aufschrift „A" (Buchstabenhöhe 20 cm, Schriftstärke 2 cm) tragen.

Betriebsbeauftragter für Abfall (Abfallbeauftragter)

Verantwortliche in Gesundheitseinrichtungen sollten prüfen, ob sie einen Betriebsbeauftragten für Abfall nach dem KrWG bestellen müssen. Grundsätzlich trifft dies auf Krankenhäuser und Kliniken zu.

Aufgaben des Abfallbeauftragten

Der Abfallbeauftragte berät die Verantwortlichen und die Betriebsangehörigen in Angelegenheiten der Abfallvermeidung und Abfallbewirtschaftung.

Er ist berechtigt und verpflichtet,

✓ den Weg der Abfälle von ihrer Entstehung oder Anlieferung bis zu ihrer Verwertung oder Beseitigung zu überwachen,
✓ die Einhaltung der Vorschriften und erteilter Bedingungen und Auflagen zu überwachen,
✓ die Kontrolle der Betriebsstätte und die Art und Beschaffenheit der Abfälle zu überwachen,
✓ Mitteilung über festgestellte Mängel und Vorschläge zur Mängelbeseitigung zu machen,
✓ die Betriebsangehörigen über Beeinträchtigungen, welche von den Abfällen ausgehen können, aufzuklären,
✓ jährlich einen schriftlichen Bericht über getroffene und beabsichtigte Maßnahmen für die Verantwortlichen zu fertigen.

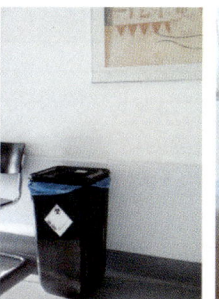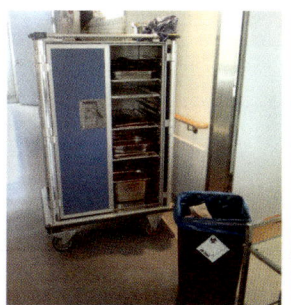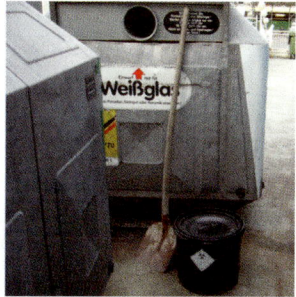

Zweckentfremdete/falsch abgestellte Behälter; Entsorgungsverpackungen für klinischen Abfall (Patientenzimmer, Essensausgabe, Abfallsammelplatz); 6.2-Abfallbehälter zwischen Müllcontainern vergessen.

9 Vorschlag zur Erstellung einer Gefahrgut-Checkliste für UN 3373 und freigestelltes Probenmaterial

Eine allgemein gültige Checkliste kann nicht ohne weiteres vorgegeben werden, da jede Einrichtung ihre besondere Organisation für die Abläufe bei der Probenbeförderung hat. Im Folgenden finden Sie einen Vorschlag, den Sie für die Belange Ihrer Einrichtung anpassen können*).

Gefahrgut-Checkliste für den Probenversand		
1	**Absender**	
	Name:	*Beispiel GmbH Betriebsarztpraxis*
	Adresse:	*Musterallee 65 34567 Musterstadt*
2	**Beförderer (Beauftragtes Unternehmen)**	
	Name:	*TBC Transporte GmbH*
	Adresse:	*Probenstr. 110 56789 Ansteckdorf*
3	**Fahrzeuge**	
3.1	Halter (Angaben aus Fahrzeugschein)	
	Name:	*Max Muster*
	Adresse:	*Traubennussallee 112 12345 Weisnixdorf*
3.2	Fahrzeugtyp	*VW* | *T5*
3.3	Amtl. Kennzeichen	*X – YZ 1234*
4	**Fahrzeugführer**	
4.1	Vor- und Nachname	*Felix Glücklich Jubelallee 27, 78497 Freudenstadt*
4.2	Lichtbildausweis vorhanden? (= Pass, Führerschein oder „neuer" ADR-Schein)	
5	**Versandstücke/Umverpackungen**	
5.1	Anzahl geprüfte Versandstücke	*20*
5.2	Anzahl geprüfte Umverpackungen	*2*
5.3	Alle Versandstücke unbeschädigt?	

---

*)   Hinweis: Eine entsprechende Word-Datei steht für Sie im Internet unter www.ecomed-storck.de/medprob zum Download bereit.

Gefahrgut-Checkliste für den Probenversand			
6	**Verpackungsaufbau (Biologischer Stoff, Kategorie B)**		
	Flüssige bzw. feste Stoffe	Ja	Entfällt
6.1	Primärgefäße		
	flüssigkeitsdicht bzw. staubdicht verschlossen?		
	– Bei mehreren Primärgefäßen: Wird Zubruchgehen, Durchstoßen oder Austreten von Inhalt verhindert?		
6.2	Saugmaterial		
	– Ausreichend Saugmaterial zwischen Primärgefäß(en) und Sekundärverpackung, um die gesamte Menge in den Primärgefäßen aufsaugen zu können, vorhanden?		
6.3	Sekundärverpackung(en)		
	– vorhanden?		
	– flüssigkeitsdicht bzw. staubdicht verschlossen?		
7	**Kennzeichnung und Beschriftung**		
7.1	**Biologischer Stoff, Kategorie B**		
7.1.1	Außenverpackung		
	– Raute mit UN3373 (mind. 50 mm x 50 mm) vorhanden?		
	– beschriftet mit „Biologischer Stoff, Kategorie B" (Buchstaben mind. 6 mm)?		
	– Tel.-Nr. einer verantwortlichen Person vorhanden? (Absender bzw. Verpacker)		
	– ggf. Bauartcodierung (z.B. UN 4H2/Y15/S/...) der Außenverpackung vorhanden?		
7.1.2	Umverpackung		
	Versandstück-Kennzeichnungen, wenn nicht sichtbar, auf der Außenseite der Umverpackung wiedergegeben?		
7.2	**Freigestellte Medizinische Probe**		
	Kennzeichnung/Beschriftung der Außenverpackung vorhanden?		
8	**Fahrzeug/Fahrzeugführer (Sichtprüfung)**		
8.1	Ist der Fahrzeugführer in der Lage, das Fahrzeug verkehrssicher zu führen?		
8.2	Ladefläche sauber (z.B. trocken, besenrein)?		
8.3	Es sind keine Schäden innen und außen erkennbar, welche		
	– die Unversehrtheit des Fahrzeugs oder		
	– die Sicherheit der zu verladenden Versandstücke beeinträchtigen könnten.		
8.4	Fahrzeugausrüstung vorhanden und funktionsfähig		
	– Warnweste für Fahrzeugführer vorhanden?		
	– Warndreieck vorhanden?		

Gefahrgut-Checkliste für den Probenversand			
8.5	Es sind keine Schäden am Fahrzeug feststellbar, welche die Betriebs- bzw. Verkehrssicherheit beinträchtigen könnten. (Funktionierende Beleuchtung, intakte Scheiben und Spiegel, intakte Bereifung!)		
9	**Ladungssicherung (in Abhängigkeit vom Fahrzeug)**		
9.1	Ladungssicherungseinrichtungen vorhanden, funktionsfähig?		
	– Zurrpunkte		
	– Ankerschienen		
	– Ladeboden mit Antirutschbelag		
9.2	Ladungssicherungsmittel vorhanden, funktionsfähig?		
	– Zurrgurte		
	– Netze		
	– Antirutschmatten		
9.3	Ladungssicherungshilfsmittel vorhanden, funktionsfähig?		
	– Füllmaterial für Zwischenräume		
9.4	Ladefläche vollständig und formschlüssig beladen?		
10	**Foto-Dokumentation**		
	– Fotos erstellt		
	– als Anlage beigefügt		
11	**Bemerkungen/Sonstiges**		
12	**Angaben zur Prüfung**		
	Datum	*14.12.2020*	
	Uhrzeit (von/bis)	*10 – 11:30 Uhr*	
	Vor- und Nachname der zuständigen bP (Druckbuchstaben)	Moritz Leiter	
	Vor- und Nachname des Prüfenden (Druckbuchstaben)	Hermann Checker	
	Prüfender nach § 27 GGVSEB i.V.m. 1.3 ADR unterwiesen?	*Ja*	
	Unterschrift bP bzw. des Prüfenden		

10 Qualitätsmanagement

Trotz aller Technik im Krankenhaus sollten der Patient als Mensch und seine Gesundheit immer noch im Mittelpunkt aller Qualitätsbemühungen stehen.

Höchste und insbesondere gleichbleibende Qualität in der medizinischen Behandlung/Versorgung und Analytik, einem Feld, das gleichermaßen von den Fähigkeiten der Mitarbeiter eines Klinikbetriebes wie auch von reibungslos laufender Technik und vom Transport abhängt, kann nur garantiert werden, wenn alle Prozesse standardisiert, validiert und an Qualitätsvorgaben orientiert ablaufen.

Die Arbeitsabläufe müssen daher transparent und dokumentiert ablaufen. Dadurch wird jeder Arbeitsschritt nachvollziehbar und kontrollierbar.

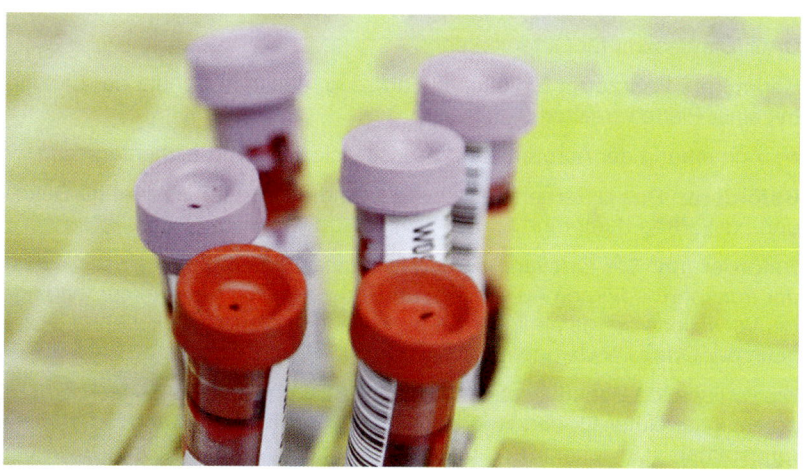

Abbildung: National Cancer Institute, Unsplash

Ein besonders wichtiges Anliegen sollte daher die kontinuierliche Weiterbildung aller Mitarbeiterinnen und Mitarbeiter sein, damit sie den Anforderungen einer sich ständig wandelnden Welt jederzeit mit Gelassenheit begegnen können.

Qualitätsmanagement ist inzwischen ein alltägliches Pflichtprogramm für jede Mitarbeiterin und jeden Mitarbeiter. Interne Audits durch dafür extra qualifizierte Mitarbeiterinnen und Mitarbeiter gewährleisten, dass Qualitätsmanagement von der gesamten Belegschaft eines Klinikums oder einer Praxis nicht als punktueller oder statischer Moment, sondern als kontinuierlicher Verbesserungsprozess erlebt werden.

11 Begriffsbestimmungen (Glossar)

Abfälle: Stoffe, Lösungen, Gemische oder Gegenstände, für die keine unmittelbare Verwendung vorgesehen ist, die aber befördert werden zur Aufarbeitung, zur Deponie oder zur Beseitigung durch Verbrennung oder durch sonstige Entsorgungsverfahren.

Absender: Das Unternehmen, das selbst oder für einen Dritten gefährliche Güter versendet. Erfolgt die Beförderung auf Grund eines Beförderungsvertrages, gilt als Absender der Absender gemäß diesem Vertrag.

Außenverpackung: Der äußere Schutz einer zusammengesetzten Verpackung, einschließlich der Stoffe mit aufsaugenden Eigenschaften, der Polsterstoffe und aller anderen Bestandteile, die erforderlich sind, um Innengefäße oder Innenverpackungen zu umschließen und zu schützen.

ADR: Übereinkommen über die internationale Beförderung gefährlicher Güter auf der Straße.

BAG: Bundesamt für Güterverkehr

Bedecktes Fahrzeug: Ein offenes Fahrzeug, das zum Schutz der Ladung mit einer Plane versehen ist.

▶ Anmerkung der Autoren: z.B. Cabrio, Pickup oder Pritschenfahrzeug

Beförderer: Das Unternehmen, das die Beförderung mit oder ohne Beförderungsvertrag durchführt.

Beförderung: Die Ortsveränderung der gefährlichen Güter einschließlich der transportbedingten Aufenthalte und einschließlich des verkehrsbedingten Verweilens der gefährlichen Güter in den Fahrzeugen vor, während und nach der Ortsveränderung.

Die vorliegende Begriffsbestimmung schließt auch das zeitweilige Abstellen gefährlicher Güter für den Wechsel der Beförderungsart oder des Beförderungsmittels (Umschlag) ein. Dies gilt unter der Voraussetzung, dass die Beförderungsdokumente, aus denen Versand- und Empfangsort feststellbar sind, auf Verlangen vorgelegt werden, sowie – außer für Kontrollzwecke der zuständigen Behörde – unter der Voraussetzung, dass Versandstücke während des zeitweiligen Aufenthalts nicht geöffnet werden.

▶ Anmerkung der Autoren: Nicht für alle Beförderungen müssen Beförderungsdokumente vorhanden sein und mitgeführt werden.

Beförderungseinheit: Ein Motorfahrzeug mit oder ohne Anhänger.

Beförderungsmittel: Ein Fahrzeug für die Straßenbeförderung

Behälter: Als Innen- oder Zwischenverpackungen verwendete Kisten, Flaschen, Dosen, Fässer, Kannen oder Hülsen sowie deren Verschlusseinrichtungen.

Bergungsverpackung: Sonderverpackung, in die beschädigte, defekte, undichte oder nicht den Vorschriften entsprechende Versandstücke mit gefährlichen Gütern oder gefährliche Güter, die verschüttet wurden oder ausgetreten sind, eingesetzt werden, um diese zu Zwecken der Wiedergewinnung oder der Entsorgung zu befördern.

Biologische Produkte: Produkte von lebenden Organismen, die in Übereinstimmung mit den Vorschriften der entsprechenden nationalen Behörden, die besondere Zulassungsvorschriften erlassen können, hergestellt und verteilt werden und die entweder für die Vorbeugung, Behandlung oder Diagnose von Krankheiten an Menschen oder Tieren oder für diesbezügliche Entwicklungs-, Versuchs- oder Forschungszwecke verwendet werden. Sie schließen Fertigprodukte, wie Impfstoffe, oder Zwischenprodukte ein, sind aber nicht auf diese begrenzt.

CLP: Classification, Labelling and Packaging of substances and mixtures (Verordnung über die Einstufung, Kennzeichnung und Verpackung von Stoffen und Gemischen). CLP-Verordnung entspricht dem GHS (siehe dort).

Empfänger: Der Empfänger gemäß Beförderungsvertrag. Bezeichnet der Empfänger gemäß den für den Beförderungsvertrag geltenden Bestimmungen einen Dritten, so gilt dieser als Empfänger im Sinne des ADR. Erfolgt die Beförderung ohne Beförderungsvertrag, so ist Empfänger das Unternehmen, welches die gefährlichen Güter bei der Ankunft übernimmt.

Entlader: Das Unternehmen, das verpackte gefährliche Güter aus oder von einem Fahrzeug entlädt.

Fahrzeug: Im innerstaatlichen und innergemeinschaftlichen Verkehr Fahrzeuge mit einer bauartbedingten Höchstgeschwindigkeit von mehr als 25 Kilometer pro Stunde sowie ihre Anhänger.

▶ Anmerkung der Autoren: siehe auch bedecktes Fahrzeug, gedecktes Fahrzeug oder offenes Fahrzeug.

Fass: Zylindrische Verpackung aus Metall, Pappe, Kunststoff, Sperrholz oder einem anderen geeigneten Stoff mit flachen oder gewölbten Böden. Unter diesen Begriff fallen auch Verpackungen anderer Form, z.B. runde Verpackungen mit kegelförmigem Hals oder eimerförmige Verpackungen. Nicht unter diesen Begriff fallen Holzfass und Kanister.

Fester Stoff:
a) ein Stoff mit einem Schmelzpunkt oder Schmelzbeginn über 20 °C bei einem Druck von 101,3 kPa oder
b) ein Stoff, der nach dem Prüfverfahren ASTM D 4359-90 nicht flüssig ist oder der nach den Kriterien des in Abschnitt 2.3.4 beschriebenen Prüfverfahrens für die Bestimmung des Fließverhaltens (Penetrometerverfahren) dickflüssig ist.

Flüssiger Stoff:
Ein Stoff, der bei 50 °C einen Dampfdruck von höchstens 300 kPa (3 bar) hat und bei 20 °C und einem Druck von 101,3 kPa nicht vollständig gasförmig ist und der

a) bei einem Druck von 101,3 kPa einen Schmelzpunkt oder Schmelzbeginn von 20 °C oder darunter hat oder

b) nach dem Prüfverfahren ASTM D 4359-90 flüssig ist oder

c) nach den Kriterien des in Abschnitt 2.3.4 beschriebenen Prüfverfahrens für die Bestimmung des Fließverhaltens (Penetrometerverfahren) nicht dickflüssig ist.

Gedecktes Fahrzeug: Ein Fahrzeug mit einem Aufbau, der geschlossen werden kann.

▶ Anmerkung der Autoren: Pkw, Pkw-Kombi oder Lkw mit festem Aufbau.

Gefährliche Güter:

▶ Anmerkung der Autoren: Werden entsprechend der zutreffenden gesetzlichen Regelung unterschiedlich definiert:

Nach Gefahrgutbeförderungsgesetz (GGBefG):
Gefährliche Güter im Sinne des GGBefG sind Stoffe und Gegenstände, von denen auf Grund ihrer Natur, ihrer Eigenschaften oder ihres Zustandes im Zusammenhang mit der Beförderung Gefahren für die öffentliche Sicherheit oder Ordnung, insbesondere für die Allgemeinheit, für wichtige Gemeingüter, für Leben und Gesundheit von Menschen sowie für Tiere und Sachen ausgehen können.

Nach GGVSEB:
Gefährliche Güter im Sinne der GGVSEB sind Stoffe und Gegenstände, deren Beförderung nach Teil 2, Kapitel 3.2 Tabelle A, Kapitel 3.3 ADR verboten oder nach den vorgesehenen Bedingungen des ADR gestattet ist, sowie für innerstaatliche Beförderungen die in der Anlage 2 Gliederungsnummer 1.1 und 1.2 genannten Güter.

Nach ADR:
Stoffe und Gegenstände, deren Beförderung gemäß ADR verboten oder nur unter in diesem Übereinkommen vorgesehenen Bedingungen gestattet ist.

Gefährliche Reaktion:

a) eine Verbrennung und/oder Entwicklung beträchtlicher Wärme

b) eine Entwicklung entzündbarer, erstickend wirkender, oxidierender und/oder giftiger Gase

c) die Bildung ätzender Stoffe

d) die Bildung instabiler Stoffe

Gefäß: Behältnis, das Stoffe oder Gegenstände aufnehmen und enthalten kann, einschließlich aller Verschlussmittel.

GHS (Globally Harmonized System of Classification and Labelling of Chemicals): Die von den Vereinten Nationen mit Dokument ST/SG/AC.10/30/Rev.4 veröffentlichte vierte überarbeitete Ausgabe des Global harmonisierten Systems zur Einstufung und Kennzeichnung von Chemikalien.

Höchste Nettomasse: Die höchste Nettomasse des Inhalts einer einzelnen Verpackung oder die höchste Summe der Massen der Innenverpackungen und ihrem Inhalt, ausgedrückt in Kilogramm.

IATA: International Air Transport Association

ICAO: International Civil Aviation Organization (Internationale Zivilluftfahrt-Organisation – Ist eine staatliche internationale Organisation).

Innengefäß: Gefäß, das eine Außenverpackung erfordert, um seine Behältnisfunktion zu erfüllen.

Innenverpackung: Verpackung, für deren Beförderung eine Außenverpackung erforderlich ist.

Kanister: Verpackung aus Metall oder Kunststoff von rechteckigem Querschnitt mit einer oder mehreren Öffnungen.

KEP-Dienstleistungsunternehmen: Kurier-, Express-, Paket-Dienstleistungsunternehmen.

▶ Anmerkung der Autoren: Brief- und Post-Dienstleistungsunternehmen können auch KEP-Dienstleistungen erbringen.

Kiste: Rechteckige oder mehreckige vollwandige Verpackung aus Metall, Holz, Sperrholz, Holzfaserwerkstoff, Pappe, Kunststoff oder einem anderen geeigneten Werkstoff. Sofern die Unversehrtheit der Verpackung während der Beförderung dadurch nicht gefährdet wird, dürfen kleine Öffnungen angebracht werden, um die Handhabung oder das Öffnen zu erleichtern oder um den Zuordnungskriterien zu entsprechen.

Kulturen: Das Ergebnis eines Prozesses, bei dem Krankheitserreger absichtlich vermehrt werden. Diese Begriffsbestimmung schließt von menschlichen oder tierischen Patienten entnommene Proben gemäß der in diesem Absatz aufgeführten Begriffsbestimmung nicht ein.

Medizinische oder klinische Abfälle: Abfälle, die aus der medizinischen Behandlung von Tieren oder Menschen oder aus der biologischen Forschung stammen.

Mitglied der Fahrzeugbesatzung: Ein Fahrer oder jede andere Person, die den Fahrer aus Sicherheits-, Sicherungs-, Ausbildungs- oder Betriebsgründen begleitet.

▶ Anmerkung der Autoren: Grundsätzlich sollte dies nur Personal sein, das durch den Unternehmer als Fahrzeugbesatzung eingesetzt wird. Minderjährige Kinder gehören grundsätzlich nicht zu der Fahrzeugbesatzung und dürfen demnach nicht mitgenommen werden.

Offenes Fahrzeug: Ein Fahrzeug, dessen Ladefläche offen oder nur mit Seitenwänden und einer Rückwand versehen ist.

Ordnungswidrigkeit: Eine rechtswidrige und vorwerfbare Handlung, die den Tatbestand eines Gesetzes – in diesem Fall des Gefahrgutbeförderungsgesetzes – verwirklicht, das die Ahndung mit einer Geldbuße zulässt.

Patientenproben: Von Patienten entnommene Proben (Patientenproben) sind menschliches oder tierisches Material, das direkt von Menschen oder Tieren entnommen wird, einschließlich, jedoch nicht begrenzt auf Ausscheidungsstoffe, Sekrete, Blut und Blutbestandteile, Gewebe und Abstriche von Gewebsflüssigkeit sowie Körperteile, die insbesondere zu Forschungs-, Diagnose-, Untersuchungs-, Behandlungs- oder Vorsorgezwecken befördert werden.

Primärgefäß: Erstes Behältnis, das ansteckungsgefährliche Stoffe oder Gegenstände aufnehmen und enthalten kann, einschließlich aller Verschlussmittel.

Sack: Flexible Verpackung aus Papier, Kunststofffolien, Textilien, gewebten oder anderen geeigneten Werkstoffen.

▶ Anmerkung der Autoren: Eine Versandhülle ist demnach gefahrgutrechtlich ein Sack.

Sekundärverpackung: Eine zweite Verpackung zur Aufnahme von einem oder mehreren Primärgefäß(en) und, wenn erforderlich, absorbierendem Material.

Sendung: Ein einzelnes Versandstück oder mehrere Versandstücke oder eine Ladung gefährlicher Güter, die ein Absender zur Beförderung aufgibt.

Staubdichte Verpackung: Verpackung, die für trockenen Inhalt, einschließlich während der Beförderung entstandener feinstaubiger fester Stoffe, undurchlässig ist.

Umverpackung: Eine Umschließung, die für die Aufnahme von einem oder mehreren Versandstücken und für die Bildung einer Einheit zur leichteren Handhabung und Verladung während der Beförderung verwendet wird.

Beispiele für Umverpackungen sind:

a) eine Ladeplatte, wie eine Palette, auf die mehrere Versandstücke gestellt oder gestapelt werden und die durch Kunststoffband, Schrumpf- oder Dehnfolie oder andere geeignete Mittel gesichert werden, oder

b) eine äußere Schutzverpackung wie eine Kiste oder ein Verschlag.

UN-Modellvorschriften: Die Modellvorschriften für die Beförderung gefährlicher Güter, herausgegeben von den Vereinten Nationen.

UN-Nummer: Vierstellige Zahl als Nummer zur Kennzeichnung von Stoffen oder Gegenständen gemäß UN-Modellvorschriften.

Unternehmen: Jede natürliche Person, jede juristische Person mit oder ohne Erwerbszweck, jede Vereinigung oder jeder Zusammenschluss von Personen ohne Rechtspersönlichkeit mit oder ohne Erwerbszweck sowie jede staatliche Einrichtung, unabhängig davon, ob diese über eine eigene Rechtspersönlichkeit verfügt oder von einer Behörde mit Rechtspersönlichkeit abhängt.

▶ Anmerkung der Autoren: Dies können z.B. sein: Ärzte, Aktiengesellschaften (AG), Gesellschaften mit beschränkter Haftung (GmbH), Offene Handelsgesellschaften (OHG), Gesellschaften bürgerlichen Rechts (GbR), Berufsausübungsgemeinschaften, Gemeinschaftspraxen, Praxisgemeinschaften, Vereine, Clubs, Körperschaften oder Stiftungen des öffentlichen Rechts, Hochschulen.

Verantwortlicher für die Beförderung: Wer als Unternehmer oder als Inhaber eines Betriebes gefährliche Güter verpackt, verlädt, versendet, befördert, entlädt, empfängt oder auspackt. Als Verantwortlicher gilt auch, wer als Unternehmer oder als Inhaber eines Betriebes Verpackungen, Beförderungsbehältnisse oder Fahrzeuge zur Beförderung gefährlicher Güter herstellt, einführt oder in den Verkehr bringt.

Verlader: Das Unternehmen, das verpackte gefährliche Güter in oder auf ein Fahrzeug verlädt. Verlader ist auch das Unternehmen, das als unmittelbarer Besitzer das gefährliche Gut dem Beförderer zur Beförderung übergibt oder selbst befördert.

Verpacker: Das Unternehmen, das die gefährlichen Güter in Verpackungen einfüllt oder Versandstücke zur Beförderung vorbereitet. Verpacker ist auch das Unternehmen, das gefährliche Güter verpacken lässt oder das Versandstücke, deren Kennzeichnung oder Bezettelung ändert oder ändern lässt.

Verpackung: Ein oder mehrere Gefäße und alle anderen Bestandteile und Werkstoffe, die notwendig sind, damit die Gefäße ihre Behältnis- und anderen Sicherheitsfunktionen erfüllen können (siehe auch Außenverpackung, Bergungsverpackung, Feinstblechverpackung, Großpackmittel (IBC), Großverpackung, Innenverpackung, Kombinationsverpackung (Kunststoff), Kombinationsverpackung (Glas, Porzellan, Steinzeug), rekonditionierte Verpackung, staubdichte Verpackung, Zwischenverpackung, wiederaufgearbeitete Verpackung, wiederverwendete Verpackung und zusammengesetzte Verpackung).

Verpackungsgruppe: Eine Gruppe, der gewisse Stoffe auf Grund ihres Gefahrengrades während der Beförderung für Verpackungszwecke zugeordnet sind. Die Verpackungsgruppen haben folgende Bedeutung, die in Teil 2 ADR genauer erläutert wird:
Verpackungsgruppe I: Stoffe mit hoher Gefahr
Verpackungsgruppe II: Stoffe mit mittlerer Gefahr
Verpackungsgruppe III: Stoffe mit geringer Gefahr

▶ Anmerkung der Autoren: Bestimmte Gegenstände, die gefährliche Stoffe enthalten, sind ebenfalls einer Verpackungsgruppe zugeordnet.

Versandstück: Das versandfertige Endprodukt des Verpackungsvorganges, bestehend aus der Verpackung bzw. ihrem Inhalt.

Verschluss: Eine Einrichtung, die dazu dient, die Öffnung eines Gefäßes zu verschließen.

Wiederverwendete Verpackung: Eine Verpackung, die nach einer Untersuchung als frei von solchen Mängeln befunden wurde, die das erfolgreiche Bestehen der Funktionsprüfungen beeinträchtigen könnten; unter diese Definition fallen insbesondere solche Verpackungen, die mit gleichen oder ähnlichen verträglichen Gütern wiederbefüllt und innerhalb von Vertriebsnetzen, die vom Absender des Produktes überwacht werden, befördert werden.

Zusammengesetzte Verpackung: Eine Kombination von Verpackungen für Beförderungszwecke, bestehend aus einer oder mehreren Innenverpackungen, die nach Unterabschnitt 4.1.1.5 ADR in eine Außenverpackung eingesetzt sein müssen.

▶ Anmerkung der Autoren: Der „Innenteil" der „zusammengesetzten Verpackung" wird immer als „Innenverpackung", nicht als „Innengefäß" bezeichnet. Eine Glasflasche ist ein Beispiel einer solchen „Innenverpackung".

Zulassung zur Beförderung: Gefährliche Güter dürfen nur befördert werden, wenn ihre Beförderung nach 2.2.62.2 ADR, 3.2 Tabelle A ADR und 3.3 ADR nicht ausgeschlossen ist und die Beförderung unter Einhaltung der anwendbaren Vorschriften des ADR erfolgt.

Zwischenverpackung: Eine Verpackung, die sich zwischen Innenverpackungen oder Gegenständen und einer Außenverpackung befindet.

12 Wichtige Links und Adressen

Aktuelle Gefahrgutmeldungen	https://www.gefaehrliche_ladung.de/news
Berufsgenossenschaft für Gesundheitsdienst und Wohlfahrtspflege; Grundlagen der Prävention und Rehabilitation	https://www.bgw-online.de
Bundesamt für Güterverkehr	https://www.bag.bund.de
Bundesärztekammer	https://www.bundesaerztekammer.de/ueber-uns/landesaerztekammern/adressen/
Bundesinstitut für Risikobewertung	https://www.bfr.bund.de
Bundesministerium für Verkehr und digitale Infrastruktur	https://www.bmvi.de
Bußgeldkatalog – speziell Gefahrgutverstöße	https://www.polizei.bayern.de
Deutsche Gesetzliche Unfallversicherung	https://www.dguv.de
Deutsche Post	https://www.deutschepost.de
DHL	https://www.deutschepost.de
Downloadcenter für wichtige Dokumente BG RCI Rohstoffe + chemische Industrie	https://downloadcenter.bgrci.de/shop
Fachliteratur	https://www.ecomed-storck.de/
Filme für Schulungen	https://www.napofilm.net/de
Gefahrgutausrüstung	https://www.gefahrgutshop.de/ https://www.gefahrgutshop.de/infoportal/grundlagen/gefahrgut/gefahrgutklassen/#
Industrie und Handelskammern	https://www.dihk.de
Rechtskataster/Regelwerk für Gefahrgut	https://www.umwelt-online.de
Sicheres Krankenhaus	https://www.sicheres-krankenhaus.de

13 Weiterführende Literatur

Holzhäuser: **ADR 2021**, Ecomed Sicherheit, Landsberg

BGW Themen: **Patientenproben richtig versenden** (Humanmedizin bzw. Tiermedizin),

Berufsgenossenschaft für Gesundheitsdienst und Wohlfahrtspflege, derzeitiger Stand 2019

Deutsche Post/DHL: **Regelungen für die Beförderung von gefährlichen Stoffen und Gegenständen, Teil 1A, Teil 1 B, Teil 2**, gültig ab 01.07.2019

Eikmann, Exner, Herr, Köck, Kramer: **Hygiene in Krankenhaus und Praxis**, Ecomed Medizin, Landsberg

Hofmann: **Merkblätter biologische Arbeitsstoffe**, Ecomed Sicherheit, Landsberg

Gefährliche Ladung (Zeitschrift), Storck-Verlag, Hamburg

Der Gefahrgutbeauftragte (Zeitschrift), Storck-Verlag, Hamburg

Technische Regeln für biologische Arbeitsstoffe:

TRBA 100 und TRBA 250, www.baua.de